JN127149

大津秀一
早期緩和ケア
大津秀一クリニック院長

間違いだらけの緩和薬選び

費用対緩和を考える　Ver.4

中外医学社

第 4 版の序

　皆さまからの継続的な温かい支持のおかげさまで，初版から 7 年で 4 版まで版を重ねさせて頂くこととなりました．ありがとうございます．

　緩和医療の世界に激震が走るほどのブレイクスルーは起きておりませんが，第 3 版からのこの 3 年でも様々な薬剤が使用可能となりました．新たな強オピオイドの注射薬としてヒドロモルフォンの注射薬がラインナップに加わりました．

　また，便秘薬がさらに充実し，オピオイド由来の便秘を，末梢性の（消化管の）μオピオイド受容体拮抗作用を介して緩和するナルデメジン以外にも選択肢が増えました．

　第 4 版においては，前版で導入した「費用対緩和」の考えを引き続き大切にしました．例えば，同じく苦痛が緩和される薬剤があったとしても，安ければそれに越したことはないでしょう．少なくとも，お金を払う側としては．そのため，苦痛緩和とコストの点に着目しています．

　また筆者も 2018 年に緩和ケア外来専門の診療所を開院し，これまで「一般病院・大学病院・在宅療養支援診療所・ホスピス」での勤務歴があったところに，開業医としての視野も加わることになりました．本版にも，あらゆる診療形態で緩和ケア医として活動してきた経験が反映されると存じます．

　本書は『間違いだらけの車選び』へのオマージュから名づけられた書籍です．

　『間違いだらけの車選び』においては，決してメーカーにおもねることなく，また「個人の意見」になることを厭わず，自身の感性に照らして判断したものを伝える書籍であったと感じております．

　おかげさまで第 4 版となった本書においても，これまでの版と同様に，建前論は極力排し，また申告すべき利益相反がないという立場から，症状緩和に適している薬剤を紹介していきたいと存じます．皆さまが明日からより緩和の薬剤を理解して使用する一助となれば，この上ない喜びです．

　第 4 版，どうぞよろしくお願い申し上げます．

　　2021 年 1 月

　　　　　　　　　　　　　　　　　　　　　　　大 津 秀 一

精神症状の治療薬

目次

目
次

はじめに

　皆さん，こんにちは．緩和医療医の大津秀一です．

　はじめての皆さん，はじめまして．

　『世界イチ簡単な緩和医療の本』（総合医学社），『誰でもわかる医療用麻薬』（医学書院）の読者の皆さん，お久しぶりです．

　この本は，世界一簡単な緩和医療の薬物療法の本を目指して書かれました．

　緩和医療，皆さんは得意ですか？

　ひょっとすると，やや苦手意識があるかもしれません．でも大丈夫です．この本を読み終えるころには，その苦手意識はだいぶ払拭され，一刻も早くこの本で知った薬物療法を使ってみたくなるに違いありません．それだけ有効な処方を本書の中で記したつもりです．またこの本のもうひとつの特徴であり，類書との違いは，私が「一般病院，ホスピス，在宅療養支援診療所，大学病院，診療所」全てで常勤医として働き緩和医療を行った経験があることです．様々な医療環境（特に在宅医療）で働くことで，より最適な処方が見えてきました．それが反映されることと思います．

　さて，かつて若き医療者だった皆さんは，きっと先輩や同僚と居酒屋やレストランや夜の医局や，それこそ色々なところで**「耳学問」**をする機会があったに違いありません．特に，夜の酒場で熱く病棟の患者さんのことを語り合う中に，先輩の深い知識や同僚から自分が知らないことを聴く機会があって，それがとても勉強になったのではありませんか？　そして今若き医療者の皆さんは，きっとそういう時間が大事な勉強の場になっているのではありませんか？

　私はこの本で**「緩和医療の耳学問」**の場を提供したいと思います．皆さんと私が語り合っているような，リラックスしているけれども，最新の緩和医療をマスターしてやる！　というような気持ちで，耳を傾けて頂けたらと思います．

　緩和医療をやってみたいけれども何から手をつけていいかわからない方，ある程度処方は勉強したけれども一歩を踏み出す勇気がない方，医師向け緩和ケア教育の基本プログラム（PEACE）を修了したけれども処方する機会がないまま時間が過ぎてしまった方，そんな皆さんにもこの本は一歩踏み出す力を与えてくれ

ると思います.

　苦痛の緩和は緩和医療の第一歩です．苦痛を取り除かなければ，患者さんは肯定的な気持ちなど抱きようもありません．この苦痛を早く終わらせてほしい，死なせてほしいと思うのも不思議ではありません．ですから，苦痛緩和の薬物療法をマスターすることはとても重要なのです．苦痛緩和をある程度なしえた後に，「患者さんのQOL（生活の質）を改善する」という緩和ケアの真髄が初めて可能になります．皆さんが苦痛緩和をマスターした時，「患者さんの残り時間をより良いものにするためには何が最良なのか」という新しい，より難しく，より楽しく，よりやりがいのある課題が立ちはだかるでしょう．そのようになることを願ってやみません．

　ですから，**「処方で苦労するようなことはできるだけ避けたい」**と思います．もちろんそれでも簡単に取り除けない苦痛があるのは事実です．しかしよりやらなければいけないことがある以上，処方の立案・施行までの時間は最小限にしたいものです．この本にはそういう強い著者の願いがあるため，薬剤の内容は絞り込まれるでしょうし，本当に効く薬剤を中心に挙げられることでしょう．そしてまた多くの医療者に時間が少ないこと（そして終末期の患者さんもそうであること）を鑑み，知識は削ぎ落とされた最も実践において重要なものになることでしょう．ゆえに，緩和医療の薬剤が既に自由自在に使用できる専門家に，という本ではなく，緩和医療の初学者の知識のために，緩和医療中級者に新しい示唆を提供するために，そして「今目の前で苦しむ方々を救いたい」と願う実践家・臨床家のために，もちろん緩和医療を専門としない方にも十分ご理解・ご使用頂くために，この本は綴られます．

　また以前から，本書は患者さんやご家族が読んでくださっている場合もあり，「緩和ケアの薬が知りたい」「処方された薬を理解したい」「積極的に症状緩和に関わって，医師と薬を相談したい」と願う当事者の方々にもご愛用頂いてきました．引き続きそのご要望にお応えしたいと思っております．

　最後にこの本は広き未開拓の地であった緩和医療の世界を切り拓いてくださった先生方の努力があって生まれた本です．緩和医療の大先輩方に深く御礼申し上げます．

JCOPY 498-11711

⚠ 使用上の注意

　この本は多数の書籍，論文，ガイドラインなどを参考に書かれていますが，私自身の緩和医療経験が深く反映されております．ゆえに，ガイドライン等での推奨が未だされていないもの，未収載のものなどがふんだんに含まれています．しかし，数千例の経験のもと，できるだけ先入観を排し，冷静に観察した集大成が，余すところなく反映されていると思います．ぜひ実際に施行してみてください．論より証拠です．使用すれば，私の勧めるものが有効であることに気が付いてくださるものと信じております．ただ，薬剤の使用法や選択理由，あるいは病態や薬剤の諸解釈に個人的，経験的意見も含まれると思いますが，その点をご理解いただけると有り難いです．

　またこの本は，極めて平易に「緩和医療で使用する薬剤」を記載することを目指しているために，記載が網羅的ではない所や，厳密に言うと正確ではない記載の箇所も少なからずあると思います．あくまで入門書として，決して浅くない緩和医療の世界の入り口として，あるいは究極の実用書として使っていただけると幸いです．その点をご理解いただけると有り難く思います．読了し，実践し，余裕があったら成書に挑んでいただければとても嬉しいです．最近相次いで出版された日本緩和医療学会の各種ガイドラインも，中級者以上の方々には読まれるのに好適であると思います．

　最後に，お決まりの記載で申し訳ありませんが，薬剤の実際の使用については，他の書籍や薬剤の本もしっかり参照した上で，自己責任で行ってください．医療は期待できる効果が必ず得られるとは限らないことは，皆さんは十分ご承知かと存じます．ゆえに，この本を使用した上で得られた結果は，著者の責によらないことをお伝えします．また適応外使用もあるため，そしてまたそれを逐一記していないので，その点も注意してください．

　患者さんが良くなるのも，悪くなるのも，その患者さんに直に関わっている医師及びコメディカルスタッフ全員の責任であることはどうか（ご承知のこととは思いますが）今一度心にお留め置きください．よろしくお願いします．

　なお余談ですが，**「緩和医療の耳学問」** をコンセプトに作ったため，フランクな表現もあろうかと思いますし，遊び心もあろうかと存じます．また題名も「間違いだらけの○○○選び」のオマージュでもあります．目指しているものはとても真剣なものです．しかし，できるだけわかりやすくするための工夫でもあります

ので，どうかご承知おきください．

　毎年緩和ケアを必要とする患者は世界中で1億人を超える一方で，実際にそうしたサポートを受けることができているのはそのうち8％に満たないそうです（The quality of death ranking end-of-life care across the world. Economist Intelligence Unit. 2010）．少しでも多くの方の苦痛が緩和されるよう，ここから紹介する薬剤を駆使して努力して参りましょう．

　なお薬剤はすべて私が緩和医療で**「重要だと思う順番」に並べています**．なお，これは暫定的なもの，かつ現時点での私の意見ですので（もちろん好き嫌いもあるでしょうし），今後変わりうる可能性があります．その点はよろしくお願いします．

　最後になりますが，この本は「実用書」です．行ってもらって初めて，この本の正誤についても明らかになると存じます．どうか読了した後は，この本に記した緩和の薬剤を積極的に使用してみてください．よろしくお願いします．

　では読み進めてください．

　本書の執筆にあたり，著者には一般的基準（営利企業から年間50万円以上の報酬など）に則し，申告すべき利益相反がないことを明示いたします．

緩和スペクトル の見方

痛(**癌** **神** **骨** **蠕** **筋**)=疼痛（がん性疼痛・神経障害性疼痛・
骨転移痛・腸管蠕動痛・筋肉の痛み）

全 ＝全身倦怠感 　　　**妄** ＝せん妄（混乱）

食 ＝食欲不振 　　　　**胸** ＝胸水

便 ＝便秘 　　　　　　**腹** ＝腹水

不眠 ＝不眠 　　　　　　**腸** ＝腸閉塞

呼 ＝呼吸困難 　　　　**浮** ＝浮腫

嘔 ＝嘔気・嘔吐 　　　**静** ＝鎮静

痛 ＝緩和（もちろん個人差があるので全く効かないこともある）

痛 ＝多くは限定的緩和

痛 ＝緩和（間接的に緩和の可能性．直接効果ではない）

痛 ＝副作用

※厳密には間接効果の場合でも，多くの場合で奏効しうるものは「緩和」マーク
（黒）にするなど著者の裁量も含まれます．わかりやすさを重視しておりますの
で，その点をどうかご承知おきください．

序章
がんの患者さんの苦痛を取る時のポイント
薬を適切に使用するための（薬以外の）基礎知識

　　がんの患者さんの苦痛を取り除く時のポイントを述べます．この本ではあくまで薬物治療とそれに関係した事項で述べますが，それ以外に重要なのは「丁寧に接すること（言葉選びには注意すること）」「きちんと説明すること」「在宅で過ごしたいという思いがあった場合はそれを優先させること（→なぜならば望む療養場所で生活することで苦痛が緩和される方もいるからです）」などであることは言うまでもありません．薬物治療がうまくいくか否かは，単に薬効だけではなく，処方者との信頼関係如何にも大きく左右されます．またご本人にとって望む環境を提供すれば，苦痛が改善されることは少なくありません．

　　さて，薬を適切に使用するための（薬以外の）基礎知識です．まずはポイントの裏返しである，「間違い」について述べます．

間違い！

　①予後を大きく捉え間違う．多くは長めに見積もる．
　②ステロイドは使用しない．
　③医療用麻薬を増やせば痛みは必ず取れると思っている．
　④予後数日でも医療用麻薬を中心に苦痛緩和を図る．
　⑤鎮静はまず持続的鎮静で行う．
　⑥輸液をしないと命を縮めると思っている．

　　これが，がん進行期医療の間違いです．これを訂正したポイントを述べます．

6

JCOPY 498-11711

ポイント

①予後を正しく判断する.
②ステロイドは対象症状・時期の患者さんには使用する.
③医療用麻薬が効きづらい痛みに,医療用麻薬をやみくもに増量しない.
④予後数日の苦痛にあくまで「鎮痛薬」の医療用麻薬は力不足なことが多い.
⑤鎮静は間欠的鎮静から開始する.
⑥終末期の輸液の多寡は一般に生命予後を大きく変えない.

それぞれを説明していきます.

予後はしばしば長めに見積もられることが諸研究で示されています (Heyse-Moore 1987, Christakis 2000).

実際に,がんの経過は直線的ではないことが言われています(図1).

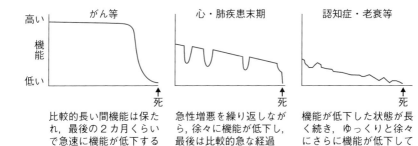

図1 死にいたるまでの経過

〔Lynn J. Serving patients who may die soon and their families. JAMA. 2001; 285: 925-32 (篠田知子, 訳. Medical Asahi. 2006; 80-1)〕

それゆえ,先を見越して対応してゆく必要があります.

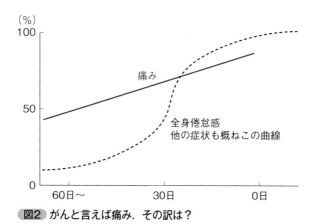

図2 がんと言えば痛み．その訳は？

　がんの患者さんの苦痛症状では，「痛み」は比較的予後がある段階からも出ることが知られています．一方で最終的には 100% 近く出現する「全身倦怠感」を筆頭に，他の苦痛症状は予後が 2 カ月以内から割合が急速に高まってゆくことが指摘されています（図 2）．

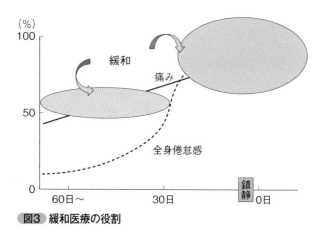

図3 緩和医療の役割

　ゆえに，予後がまだ長い時期の緩和医療が対応しなければならない苦痛はもっぱら「痛み」であり（図 3），この時期に必要な薬剤が「鎮痛薬」や「鎮痛補助薬」ということになります．一方で予後が 2 カ月を切る頃より割合を増してくる複合的な苦痛症状には「全身倦怠感」「食欲不振」「便秘」「不眠」「呼吸困難」「嘔気・嘔吐」「歩行困難」「せん妄」「腹

JCOPY 498-11711

水」「浮腫」などがあります（表1, 2）.

表1 がん患者の苦痛症状（死の2カ月前）

● 痛み	→50%（2人に1人は痛い！）
● 全身倦怠感	→10%以下
● 食欲不振	→10%程度
● 便秘	→10%程度
● 不眠	→10%以下
● 呼吸困難	→10%以下
● 嘔気・嘔吐	→10%以下
● 歩行困難	→10%以下
● せん妄（混乱）	→10%以下
● 腹水	→10%以下
● 浮腫	

表2 がん患者の苦痛症状（死の2週間前）

● 痛み	→70%（約4人に1人は痛くない！）
● 全身倦怠感	→90%以上！（ほとんどがしんどい）
● 食欲不振	→90%以上！（ほとんどが食欲ない）
● 便秘	→75%
● 不眠	→60%
● 呼吸困難	→50%
● 嘔気・嘔吐	→50%
● 歩行困難	→25%
● せん妄（混乱）	→25%
● 腹水	→25%
● 浮腫	

　そのうち，「全身倦怠感」「食欲不振」「呼吸困難」「嘔気・嘔吐」など
に奏効しうる「ステロイド」は，予後2カ月以内の場合に重要な薬剤と
言えるでしょう．後の項でその詳述をします．もちろん「医療用麻薬」
「鎮痛補助薬」も引き続き重要です．
　そして予後が数日以内となった時．この時の苦痛は「身の置き所がな
い」という表現形式を取ります．身の置き所がない様態は，せん妄でも

起こりますし，倦怠感や悪心からも起きます．尿閉や高度の便秘もその原因となります．眉間のしわや体動があり「痛いと訴えるが局在がはっきりとせず，会話の疎通性が不良な場合」や，「せわしなく体を動かされたり，足が重だるいと訴えて看護者が動かすのを希望されたりというような表現」を取ったりする場合もあります．

「身の置き所のなさ」を表現する 2 大客観的表現形式に，「苦しい顔である（＝苦顔．眉間にしわが寄っている）」「多い体動」が挙げられます．呼吸とともに出る声漏れは，終末期の激しい呼吸の結果として生じる「呻吟」の可能性があり，それ自体では苦痛が甚大とは判断しえず，やはり「苦顔」「体動」が付随するかで苦痛があるかどうかを評価します．観察者は「苦顔」と「体動」を注意して見る必要があります．

この時期に考慮されるのは「鎮静」です．また輸液の減量も必要になります．輸液が多いことが気道分泌を増やしていることがしばしば観察されるからです．輸液の減量（例えば 500mL/ 日以下）が気道分泌を抑え，結果として「頻回の吸痰」を防ぎ，そして「吸痰自体の苦痛」（終末期のそれは大きな苦痛となっている場合があります）を緩和可能だからです．

さて予後の判断には PaPscore や本邦で開発された PPI（Palliative Prognostic Index）などの方法がありますが，がん患者の状態は予後が短くなると急速に悪化するという性質上，長期の予測は難しいのです．

予後の予測には症状が重要な判断材料になります．次に，私のものをまとめます．

がん終末期予後判断指針（大津版）

全例に当てはまるわけではないが，予後判断の参考に指針を示す．

がんの場合は，予後 2 カ月くらいから急速に状態が悪化する（最近は支持療法の進歩でさらにこれが短くなり，数週で急に悪くなることがよく認められる）．

「悪くなり始めると早い」「悪くなってから色々準備をしても間に合いにくい」

JCOPY 498-11711

これを医療者間・家族間，ケース・バイ・ケースだが患者とも共有する必要がある.

①余命短い月単位（余命 1 ～ 3 カ月以内）

・疼痛以外の苦痛症状の出現（疼痛は余命が比較的あるうちから出現するために，あまり予後判断の参考とならない）. 例えば全身倦怠感や食欲不振などが出現する. ただしこれらの苦痛症状がステロイドに反応して，ある程度軽減される. また化学療法施行中はその副作用で全身倦怠感や食欲不振などが認められることもあるので，その影響を除いて判定する.
・ADL（日常の立ち居振る舞い）が多少なりとも障害され始める.
・気力の枯渇等から外出が減り，家の中での生活がメインとなる. 寝て過ごす時間も徐々に多くなる.
・一般的には，「やりたいことを何とかやれる」のはこの時期. 例えば最後の旅行など. もう一段階状態が悪化した週単位ではやるべきことをやろうとしても一般に困難になる. 月単位のこの時期が在宅移行・転院・一時退院にふさわしい時期. もちろんそれらの準備には時間がかかるので，説明・調整はより早い時期から行ってゆく必要がある.

②余命短い週単位（余命 1 ～ 3 週間以内）

・疼痛以外の苦痛症状の増悪が認められる. 特に全身倦怠感が強くなる. これらの苦痛症状がステロイド投与でも，あまり改善しなくなる.
・ADL の障害が目立ってくる. トイレ歩行も困難になってくる.
・ベッドで臥床している時間が多くを占めるようになる. 寝ている時間もさらに増える.
・声帯のやせからの嗄声や，耳管の調節機能の低下による耳の異和感や異音の聴取，体力低下に続発する視力低下（ぼやける・かすむなどの表現を取る）などが出現する.
・見当識障害も程度差があるが出現し始める. 終末期せん妄となる患者も存在する.
・一般的には，「最低限ならば，やり残したことをやれる」限界のライン. 外出泊が何とかできる程度であることもしばしば. 在宅移行・転院・一時退院ができないわけではないが，ぎりぎりの時期.

③余命日単位（余命数日以内）

・苦痛症状が一番強くなる．特に，身の置き所のないような表現を取ることが多い．身の置き所のなさの大きな原因としてせん妄がある．これらの苦痛症状はステロイド投与でも，緩和されない．余命24時間前付近が，苦痛が最大となる時間帯であり，鎮静（最低限間欠的なものでも）を考慮すべき時間帯である．せわしなく体を動かしたり，足が重だるく感じて看護者に動かしてくれるよう頼んだりというような表現も目立つ．

・ADLの障害は顕著である．ベッド上から動くことは難しく，また動けないのにトイレへ行こうとして苦しむこともある．

・表情は一般的に苦悶状．眉間にしわが寄っている．苦顔．

・寝ているか，あるいは身の置き所のなさで苦しんでいるか，というどちらかの状態．

・意思の疎通は通常困難となってくる．せん妄の頻度も高くなる．

・急変も起こりやすいので，看取りに居合わせたい家族はなるべくそばにいたほうが良い．

④余命時間単位（余命1日以内．ほぼ数時間程度．一般の表現で"時間の問題"）

・意識レベルが低下し，苦痛症状を訴えなくなる．

・体動が消失する．

・苦悶状の表情がなくなる．眉間からしわの消失．

・声漏れ（呻吟．強い息に伴うアーアーなどの間欠的発声）が出る．これはつらさのためではない．家族に伝える必要がある．

・気道分泌亢進＜死前喘鳴＞（咽頭部のゴロゴロ音）が聴取される．これも意識が低下していれば，苦しくはない．

・橈骨動脈や上腕動脈を触知しなくなる．

・尿の流出が止まる．あるいは，相当低下する．

・看取りに居合わせたい家族はそばにいたほうが良い．

・呼吸は一般的に浅く速い．呼吸が下顎呼吸となり，1分あたりの呼吸回数が数回程度となれば，分単位である．

※これらの時期は，終末期医療に習熟した複数の医療者で，また緩和ケアチームなどとの相談で，目安をつけるのが望ましい．

さて，まとめます．

これまで述べてきたように，時期と必要なことを見ると，やるべきことが明確になります．

要するに高度進行がんの患者さんの時期は大きく3時期に分けられ，それぞれにやるべきことが異なります．

Ⅰ. 予後2カ月以上: 苦痛は「疼痛」が中心の時期
　　「鎮痛薬（含医療用麻薬）」，「鎮痛補助薬」を使用する．
Ⅱ. 予後2カ月以内: 苦痛は「疼痛」のほか，「全身倦怠感」など多種複合
　　「ステロイド」を使用し，「鎮痛薬（含医療用麻薬）」，「鎮痛補助薬」を継続する．
Ⅲ. 予後数日以内: 苦痛は「身の置き所のなさ」（せん妄等）
　　必要に応じて適切な「鎮静」を行う．

　この「時期と必要な医療」をしっかり把握して緩和医療を行えば，実際に効果を上げられると思いますし，進行がんの患者さんを診る不安も軽減され，経験を蓄積してゆくことが可能になるでしょう．

①予後を正しく判断する．
　→これまで述べたことを参考にご判断ください．薬剤の選択にも関係するとても大切な事項です．

②ステロイドは対象症状・時期の患者さんには使用する．
　→推測予後2～3カ月以内（短い月単位）の場合には重要です．推測予後がそれより長い場合は，副作用等を考慮した上で慎重に投与の如何を判断すべきですが，2カ月以内の使用ならば重大な副作用はきたしにくいと言われており，当該の苦痛症状があれば基本は使用すべきです．

③医療用麻薬が効きづらい痛みに，医療用麻薬をやみくもに増量しない．

→別項で述べます．「増やせば良いというものではない」ことを知っておく必要があります．

④予後数日の苦痛にあくまで「鎮痛薬」の医療用麻薬は力不足なことが多い．

→予後数日で，鎮静が必要な苦痛が出ているのに鎮静を行わず，あるいは医療用麻薬で鎮静を行う（間違いです！）ことを考える，という事例が散見されます．鎮静は必要な時期・場合に適切な薬剤を用いて遅滞なく行わねばなりません．

⑤鎮静は間欠的鎮静から開始する．

→ミダゾラムの項目で述べます．

⑥終末期の輸液は多いほうが大半である．

→予後が日単位ならば，先述のように，500mL/ 日に抑えるべきです．実際に終末期がん患者の無作為化比較試験で，1000mL/ 日と100mL/ 日の輸液には全体的状態や全体的利益に有意差はないとされ[1]，また水分摂取が 50mL 以下の患者に輸液 1000mL/ 日を行った群と行わなかった群とでは生命予後に有意な差はなかったとの報告があります[2]．

■参考文献

1) Bruera E, Sala R, Rico MA, et al. Effects of parenteral hydration in terminally ill cancer patients: a preliminary study. J Clin Oncol. 2005; 23: 2366-71.
2) Cerchietti L, Navigante A, Sauri A, et al. Hypodermoclysis for control of dehydration in terminal-stage cancer. Int J Palliat Nurs. 2000; 6: 370-4.

さて，おわかり頂けましたでしょうか？
この「時期と薬剤」の基本構造をご理解頂ければ怖くありません．
もう一度示します．

JCOPY 498-11711

Ⅰ．予後 2 カ月以上：苦痛は「疼痛」が中心の時期
　　「鎮痛薬（含医療用麻薬)」，「鎮痛補助薬」を使用する.
Ⅱ．予後 2 カ月以内：苦痛は「疼痛」のほか，「全身倦怠感」など多種複合（きちんと痛み以外のことも聴取する必要があります）
　　「ステロイド」を使用し，「鎮痛薬（含医療用麻薬)」，「鎮痛補助薬」を継続する.
Ⅲ．予後数日以内：苦痛は「身の置き所のなさ」（せん妄等）
　　必要に応じて適切な「鎮静」を行う.

　この「時期」も表示しながら，ここからそれぞれの薬剤について説明していきましょう.

1 ベタメタゾン, デキサメタゾン, プレドニゾロン

ここが間違い！

☞ 推定予後月単位でステロイドを使わない.

緩和スペクトル

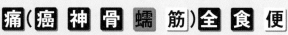

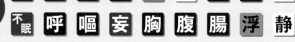

あだ名	最強のオールラウンダー. 文字通り,「緩和医療の主"薬"」
ここが○	余命月単位では弱点少なし. 苦痛の全方位に強い.
ここが△	偏見が医療者・患者双方にあり. また, 実は効いているのにステロイドが効いていると思われない.
一口アドバイス	適切な時期ならばとにかく使ってください. そうとしか言えません.
適応時期	IIの時期です.
注射	皮下投与可能

薬 価

リンデロン錠	0.5mg	13.3円
リンデロン注	4mg	291円
デカドロン錠	0.5mg	5.7円
デカドロン錠	4mg	31.9円
デカドロン注	3.3mg	171円
プレドニゾロン錠	5mg	9.8円
水溶性プレドニン	10mg	108円

JCOPY 498-11711

●ジェネリック

ベタメタゾン錠「サワイ」	0.5mg	6.4円
リノロサール注	4mg	89円
デキサート注	3.3mg	87円
プレドニゾロンコハク酸 エステルNa注射用「F」	10mg	101円

1 概略

　「使ってください」それだけです．余命2カ月以内なら，特に適応が
あります．

　使ってみないで，「感染が」「血糖が」「骨が」等々と言っていると，い
つまで経っても使用できずに，ステロイドの緩和領域における優れた力
を活かすことができません．

　確かにステロイドは長期投与に伴う問題が発生します．しかし予後が
短い月単位の患者さんに使用することでは，それらの心配が少ないため，
ステロイドの利点をより多く享受することが可能です．私の経験では，
月単位の使用でもしばしば起こり得るものは「口腔カンジダ症」（→ファ
ンギゾン®うがい液やフロリードゲルで対処可能）です．確かに血糖は
高くなりますが，必要に応じて糖尿病薬やインスリン等で対処するでし
ょうから，そのような場合，高血糖で何か問題になったという事例は，
私はありません．また終末期においては，少々の高血糖は許容され得る
でしょう（厳格な血糖コントロールは頻回の血糖測定も含めて QOL と
しばしば併存しないことに注意も必要です）．

　感染症について述べますと，ステロイド投与における感染症のリスク
は投与量と投与期間に関係すると考えられています．プレドニゾロンで
10mg/日以下ならば長期投与でも，プレドニゾロン大量投与では2週
間以内の投与であれば易感染性は惹起されないと考えられています．一
方で，プレドニゾロン 20mg/日以上の投与では感染症のリスクは2倍
以上になるとされます（Stuck AE, et al. Rev Infect Dis. 1989; 11: 954-63）．ま
た積算量が重要なことも指摘されています．先述の研究（Stuck AE, 1989）

ではプレドニゾロン換算 700mg 超で感染症の発症率が有意に高かったと指摘されていますし，プレドニゾロン 5mg/ 日と少量でも，連用にて 3 カ月で 30%，6 カ月で 46%，3 年では 100% の重症感染症リスクの増加が指摘されています（Dixon WG, et al. Ann Rheum Dis. 2012; 71（7）: 1128-33）．プレドニゾロン 1 日 10mg の投与ならば，700mg は 70 日であり，短い月単位内の投与でしたら，感染で状態を悪化させるというリスクより，QOL を向上させるというメリットが上回るでしょう．また言うまでもなく，感染症に関しては抗生剤を使用するという対処も可能です．

　他の副作用について述べると，短期の投与でも認めることがあるムーンフェイスは時に美容上問題になることがあるので，言及しておいたほうが良いかもしれません．しかしムーンフェイスは個人差があり，全くでない人はでないので，ことさら患者さんも恐れる必要はないと思います．これもプレドニゾロン換算 10mg/ 日以下になればほぼ元に戻るとされています（山本一彦，編．改訂版ステロイドの選び方・使い方ハンドブック．羊土社; 2011. p.45）．

　また，ステロイドで一番多い精神症状はせん妄より抑うつであるとされており，一定の注意を要します．潰瘍に関しては，ステロイド単独使用でのリスク上昇は明らかではないものの [1]，NSAIDs（非ステロイド性解熱鎮痛薬）併用時の消化性潰瘍（→ NSAIDs の項）の発生のリスクは 4 倍になるとされており [2]，特に注意が必要です．15 倍という指摘もあります [3]．ステロイドに NSAIDs を併用している際は，ミソプロストール（サイトテック®）あるいはエソメプラゾール（ネキシウム®）やランソプラゾール（タケプロン®）などの PPI (proton pump inhibitor) 投与は必須，NSAIDs 単独使用の際も定時使用ならばミソプロストールか PPI を使用したほうが良いでしょう．

　長期にならない投与では，ステロイドによる白内障や緑内障は稀です．

　さらに，ステロイドと血栓の関係を調査した研究では，プレドニゾロン換算 10mg 以下のリスクを 1 とすると，積算量 1000 ～ 2000mg まではリスクが 1.98 となりますが，それを超えると 1.6 になるという動向を示しています [4]．

JCOPY 498-11711

ステロイドのうち，緩和医療に適しているのは，半減期が長いベタメタゾンやデキサメタゾンです．どちらか一方好きなほうを使用すれば良いと思います（ジェネリックならばベタメタゾンとデキサメタゾンの内服薬の値段は大きな変わりはありません）．これらの両剤は，電解質への作用もありませんので使いやすいです．一方でミオパチーによる筋力低下や倦怠感は，1日4mg以上のデキサメタゾンあるいは40mg以上のプレドニゾロンの3カ月投与により発症しうる（ただしもっと早期に，もっと少ない量で発生することもある）[5]とされています．ベタメタゾンやデキサメタゾンのほうが出やすいとされ，なるべく「動けること」を重視したい症例，中期間以上の投与（2～3カ月よりも長い投与）になる可能性がある症例ではプレドニゾロンを使用したほうが良いでしょう．ただプレドニゾロンにはヒドロコルチゾンよりは弱いものの，ベタメタゾン・デキサメタゾンと異なって鉱質コルチコイド作用による電解質作用もあるので，その点は気にしておく必要があります．

　プレドニゾロンとベタメタゾン・デキサメタゾンの効力比は4：25です．つまりベタメタゾン・デキサメタゾン1mgはおおよそプレドニゾロンの25/4≒6mgに相当します．しかし半減期が長いので，同力価でもプレドニゾロンをベタメタゾン・デキサメタゾンに変更すると効果がより実感されることがしばしばあります．また効力比に関しては4：25～50という指摘もあり[5]，それも4：25で換算した場合に，より効果が上回るように感じることを説明します．ベタメタゾンとデキサメタゾンは片方しか採用されていない病院もあるでしょうし，臨床的に効果に違いはほとんどありませんので，これら2剤のうち1剤と，あとはプレドニゾロンの使用に習熟しておけば十分でしょう（ただし，デキサメタゾンはCYP3A4を誘導することが知られており，CYP3A4代謝の薬剤と濃度に影響を与えうることは覚えておかれると良いでしょう）．

　特にプレドニゾロンを選択する局面として，1つは，ミオパチーの倦怠感への影響が指摘されていますので，推測予後が短い月単位以上ある場合はプレドニゾロンのほうが好適です．一方で予後が週単位の際の筋力低下は，終末期の悪液質による筋減少に伴う症状であることが多いです．それなので予後が短い月単位以下と考えられる場合は，「動けること」を期待する症例でも，全般的苦痛症状の改善によるメリットがミオ

パチーを惹起するリスクより上回ると考えて，ベタメタゾンやデキサメタゾンから開始することが私は多いです．またもう1つの局面として，オクトレオチド（サンドスタチン®）はベタメタゾンで「6時間後13.3％」「24時間後で検出しない」という配合変化を起こすので，オクトレオチド（サンドスタチン®）と同ルートにならないようにする配慮が必要であり，点滴の同ルートで投与せざるを得ない際は配合変化が少ないプレドニゾロンを選択する必要があります．

　ベタメタゾンは内服でも坐剤でも点滴でも生体内有効利用率は変わらない，つまり投与経路が違っても効果はほぼ同一なので，可能ならば内服で始めるのが良いでしょう．シロップ剤もありますので，経管からも使用できます．また経口できないが点滴も避けたい，という場合に坐剤を使って投与することも可能です．繰り返しですが，ベタメタゾンは内服でも坐剤でも力価は同様なので同量投与が可能です．

　一方デキサメタゾンの内服量は注射量の3割増しが必要とされています．例えばデキサメタゾンの注射 3.3mg ＝内服 4mg，注射 6.6mg ＝内服 8mg と換算されます[6]．ベタメタゾンでもデキサメタゾンでも 0.5mg 錠を使用する場合は錠数が多くなりがちなので，ひと粒ひと粒は小さいので飲みにくいということは決してないのですが，「こんなに大量の薬を処方された！」と嫌がられることもありますから，説明は重要です．その点では，デキサメタゾンに 4mg 錠が加わったので処方しやすくなりました．しかも 0.5mg 8錠よりも 4mg 1錠のほうが安価です．

　またプレドニゾロンは内服と点滴の生体内有効利用率は同等とされており，同量での投与経路変更が可能です．

　ステロイドの使用法は漸増法と漸減法があります．漸増法は最小量つまりベタメタゾンやデキサメタゾンの 0.5mg や 1mg/ 日（あるいはプレドニゾロンの 5mg/ 日）から開始し，徐々に効果がある量まで増やしてゆく方法．漸減法はある程度の量，つまり通常の病態であったらベタメタゾンやデキサメタゾンの 2 ～ 4mg/ 日（あるいはプレドニゾロンの 10 ～ 20mg/ 日）から開始し（脊髄麻痺や脳転移等の緊急対応が必要な場合はベタメタゾンやデキサメタゾンの 8 ～ 16mg/ 日から開始することもあります），様子を見ながら少しずつ減量していきます．

　使用が3週未満の際は突然の中止も許容されます[5]．それより長い期

JCOPY 498-11711

間使用している場合は，漸減が必要です．

　減らす際は生理的必要量のプレドニゾロン 7.5mg/ 日までは，連日半減などの急速な減量が許容されますが，そこからはプレドニゾロン換算 1 〜 2mg/ 週でゆっくり減量してゆく必要があります[5]．

　個人的には，終末期の QOL を保持するという目的で投与していることを考えると，拙速な減量，及び「何とか下げなくてはいけない」「何とか中止しなくてはいけない」と思うのは，合目的的ではないと感じます．もちろん筋の異化亢進にも関係するため，必要最小限の量に抑えることも重要ではあります．

　私自身はベタメタゾン 2 〜 4mg/ 日から開始し維持することが多いです．プレドニゾロンの場合は換算比に概ね則って，10 〜 20mg/ 日から開始し維持します．プレドニゾロン 20mg/ 日（≒ベタメタゾン・デキサメタゾン 3mg/ 日）以上の投与では感染症のリスクは 2 倍以上になるとされていること，プレドニゾロン 10mg/ 日（≒ベタメタゾン・デキサメタゾン 2mg/ 日）以上で用量依存的に重症感染症を増やすとされていること（川合眞一．ステロイドのエビデンス．羊土社：2015. p.358-60）から，最近はベタメタゾン・デキサメタゾン 2 〜 3mg/ 日あるいはプレドニゾロン 10 〜 15mg/ 日で維持することが大半です．

　また 3 週間以上投与した後に急に中止すると，副腎不全を惹起しうることや，当然のことながら，抑えられている症状が増悪することもあるので，がんの高度進行期で余命が短い月単位と考えられる場合は，無理に中止する必要はないと思われます．投与継続期間が長くないのでデメリットも少なく，効能による総合的なメリットが上回るのではないかという判断です．また終末期の QOL を確保することを考えると，漸減法のほうが勝るのではないかと考え，私はほとんどの場合漸減法を選択しています［つまり開始量としてベタメタゾン 2 〜 4mg/ 日相当を選択し，様子をみて減量する（あるいはしない）ことが多いです］．開始量に関しては様々な意見がありますが，強固なエビデンスはなく，この病態だとこの程度が適当だというように経験的に定められています．また，不眠の原因となるため，脳転移が存在して朝方に亢進しやすい脳圧を下げたい等の理由がある場合を除いて，午後 6 時以降の投与は控えたほうが良いです．それなので，例えばベタメタゾン 0.5mg を 8 錠内服してもら

う時は朝4錠，昼4錠というように処方します（朝8錠でも良い．錠数のことを考えて2分割）．朝・夕4錠ずつとしないように気をつけなければいけません．ステロイドの効果は早ければその日に，多くは数日以内に現れることが多いため，1週間程度使用して全く効果がなければ中止します．ステロイド使用の主対象と考えた苦痛症状以外の症状に緩和が認められる場合もありますので，患者さんへよく効果を聴取することが重要です．効果があった際は前述の漸減法に則って，少しずつ減量します（あるいは同量でしばしば様子を見ます）．

　ステロイドを使用すれば，ある程度の症状緩和はだれにでもできてしまいます．医療用麻薬は必ずしも簡単な薬剤ではありません（使えば使うほど，奥が深い薬剤で「上手に扱えていないこと」に気がつくのが医療用麻薬です）が，ステロイドは緩和医療の初心者でも一定量処方すれば効果を多くの場合享受することができます．私がお勧めする理由も，その容易さと効果の大きさです．私は末期がん患者の診療において，もっとも重要な薬剤の1つがステロイドだと思います．個人的にはステロイドは緩和医療で一番重要な薬剤の1つ，「主"薬"」であると考えています．予後が長くないと考えられる患者さんの複合的苦痛に対する緩和医療でまず使用を考えるべき薬剤です．
　症状をいくつかの群に分けて，それぞれの群で薬剤の使用がどう寄与するかを検討する研究がなされていますが，ステロイドは倦怠感，食欲不振／悪液質，抑うつ症状のグループに効くことが指摘されています[7]．同じ研究で，一方では，不安や傾眠症状のグループ，痛みと呼吸困難症状のグループには効果を認めませんでした[7]．この研究では8mg/日のデキサメタゾンを2週間という投与がなされました．
　倦怠感，食欲不振／悪液質，抑うつ症状はサイトカイン異常が一つの誘因と目されており，それに対して奏効することが機序として考えられています．
　進行・末期がんと言うと，代表的症状は痛み，代表的薬剤はモルヒネ等のオピオイドといった感がありますが，多種多様な症状をまとめて取り除くのは，むしろステロイドです．ステロイドを使用すると，複数の苦痛症状が大きく改善されることも稀ではありません．末期がん患者の

JCOPY 498-11711

苦痛症状の多くに効く（程度の差はありますが）と言っても過言ではありません.

　末期の患者さんにまだ使用していない場合はぜひ使用してあげてください. 予後数カ月以内で，これから挙げる苦痛症状がある場合は，さっそくステロイドを投与して良いでしょう. ほとんどの患者さんに適応があるはずです.

　一般の医療者はステロイドの使用にとかく慎重になってしまうところだとは思いますが，メリット（効果）とデメリット（副作用）を勘案すればメリットが上回る症例のほうがずっと多いでしょう. 躊躇なく使って，感触（効果）を確認してみると良いでしょう. 百聞は一見に如かずです. 少数例ではあまりよい感触がなかったとしても，症例を重ねれば私が言う意味が必ず理解できるはずだと思います.

　ステロイドを使用すると，まるで患者さんの見た目の状態が変わってくるのがわかる反面，余命は延ばさないゆえに，患者さんやご家族が必要以上に楽観的な見通しを抱きやすいことは留意しておいたほうが良いでしょう. 患者さんご本人にまでそのことを伝える必要はない場合も多いとは思いますが，ご家族には十分周知しておいたほうが良いと思います.

　さらに最近注意すべきなのは，見た目の状態が良くなるために，ステロイド定時使用を併用しながら抗がん剤治療を行う症例が散見されることです. ステロイドを使用すると自他ともに状態が良く感じ，苦痛症状が軽減し，また PS（performance status）がよく見えるため，本来行い得ない化学療法を行えてしまう可能性があり，実際の状態は決して良くないがゆえに，危険な結果に至ることもあります. 急変や化学療法関連死を招きやすくなる可能性があります. 高度進行がんにおける治療の意味は，QOL を確保した延命ですから，またその期間に良い時を過ごすこと及び来るべき時に向けての準備をしてもらうことですから，治療に拘泥させ結果としてそれ以外のことをする機会を奪ってしまうステロイド定時使用＋抗がん剤治療は，私は基本的に避けるべきだと思っています. また万が一行う際は，ステロイドで見た目の状態は良くなっているが決して実際はそうではなく，危険な結果をもたらす可能性が少なくないことをきちんと説明した上で，同意を得て行うべきものと考えます.

　また，死期が迫っている場合のステロイドの効果は薄いです. あくま

で経験的にですが，ステロイドの効きが急に悪くなる，あるいは最初から効果が薄い場合は，死期が迫っている場合が多く認められます．それなので，ステロイドの効き具合で，死が差し迫っているか否かをある程度は予測可能と考えます．私の場合はステロイドの効果が弱い，もしくはない場合で，状態が改善しないことに対して抑うつ等の他の原因が否定的な場合は，予後を短い週単位以下と判断しています．

　最後に，説明は重要です．ステロイドと聞くと，嫌がる患者さんやご家族も少なくありません．ステロイドは誤解や悪いイメージもある薬剤です．ステロイドには短期投与においては顕著な副作用がないこと，余命を縮めたりすることはないこと，などをきちんと説明する必要があります．いざ開始となっても，ステロイドは医療用麻薬と並んで，実際には責がない症状悪化の原因にされやすいので，繰り返し十分な説明をすることが重要です．

▶処方例 （※ただし対象症状により推奨量が変わる）

ベタメタゾン（デキサメタゾン）　0.5mg　4〜8錠＜2〜4mg＞
分2朝・昼（もしくは分1朝）　内服
あるいは
プレドニゾロン　5mg　2〜4錠＜10〜20mg＞
分2朝・昼　内服

●内服困難な時などは：

ベタメタゾン（デキサメタゾン）注　2〜4mg　朝1回　点滴
あるいは
水溶性プレドニン®　10mg　朝・昼1回ずつ点滴（20mg/日）

●例えば坐剤では：

ベタメタゾン坐剤　　1mg　1日2回　朝・昼　挿肛

JCOPY 498-11711

2 疼痛に対して

　ステロイドは抗炎症効果等を有しておりますので，もちろんその機序を介して疼痛にも効果があるケースが存在します．腫瘍周囲浮腫の改善に伴う傷害範囲の縮減による鎮痛も期待され得るでしょう．

　ただがんによる疼痛の中でも，効果を期待しうるものとそうではないものがあることが知られています．

　効果を示しうるのは

◎頭蓋内圧亢進の頭痛
◎腸閉塞による疝痛（の発生を再開通にて緩和）

　他に，

○脊髄圧迫の痛み
○神経根圧迫など神経圧迫の痛み

などがあります．ステロイドは鎮痛補助薬として位置づけられています．

　ステロイドは腸閉塞を改善させ得るので，腸閉塞に伴う疝痛も間接的に軽減させるのでそれは知っておかれると良いでしょう．オクトレオチド単独使用で効果不良な事例にもステロイド併用で改善を期待できることがしばしばあります．

　使用量は各病態によって変わるので後述します．

3 全身倦怠感に対して

　腫瘍の進行期における全身倦怠感は，複合的な機序が働いています．全身倦怠感は末期がん患者の 60 〜 90％にみられるとされています．ステロイドの作用機序は明らかではありませんが，腫瘍への直接作用や腫瘍産生物質の抑制，がんによる高サイトカイン血症に対しての作用等で全身倦怠感を改善するとされています．

　全身倦怠感には，著効まですることはあまりないです．しかし，主観的にも客観的にもある程度の改善が認められることはしばしばありますので，ぜひとも使用してみると良いと思います．全身倦怠感に対するべ

タメタゾン・デキサメタゾンの推奨投与量は 2 〜 8mg/ 日です．プレドニゾロンだと 15 〜 50mg/ 日で使用します．ミオパチーを起こすとむしろ全身倦怠感を増悪する場合も中にはありますので，短期間投与を超えての投与（目安は 3 カ月以上）になる可能性があるのならばベタメタゾンやデキサメタゾンよりもプレドニゾロンを選択したほうが良いでしょう．

4 食欲不振に対して

　進行がん患者の食欲不振は，炎症性サイトカイン血症や神経内分泌機能障害など複合的な原因から成立します．頻度は進行がんの 60 〜 90% とされています．単なる食欲不振ではなく，代謝障害も合併し，がん悪液質（cachexia）を形成します．がん悪液質とは，がんによる進行性消耗状態のことで，食欲不振や全身倦怠感，体重減少，脂肪・筋肉組織の減少をその特徴にしています．

　食欲不振にも全身倦怠感と同様に著効にまで至ることは多くはないですが，中には大きく食欲が改善するケースもあることは事実です．もちろん全く効果が認められない場合もあります．しかし少々の食欲増進はしばしば期待し得ます．食欲不振に対するベタメタゾン・デキサメタゾンの推奨投与量は 2 〜 6mg/ 日，プレドニゾロンだと 15 〜 40mg/ 日です [5]．

5 呼吸困難に対して

　ステロイドは抗炎症作用や腫瘍周囲の浮腫を軽減させることで，呼吸困難も緩和し得ます．

　全例に奏効するわけではありませんが，腫瘍やリンパ節腫脹が気管を圧排し，あるいは気管への浸潤によって分泌物が増加しているような事例，がん性胸膜炎により胸水が増えているような事例は胸膜炎の炎症低減から，奏効する場合があります．文献的な裏付けが弱い一方で，これらの病態には奏効する可能性があり，試行してみる価値があります．

　オピオイド，抗不安薬と並ぶ呼吸困難緩和の手段の 1 つです．また，

JCOPY 498-11711

がん性リンパ管症や上大静脈症候群なども一定期間は改善させ得るので，それらの疾患による呼吸困難も緩和します．

呼吸困難に対するベタメタゾン・デキサメタゾンの推奨投与量は 4 〜 8mg/ 日です．プレドニゾロンだと 20 〜 40mg/ 日です．

6 嘔気・嘔吐に対して

ステロイドの嘔気・嘔吐への作用メカニズムは解明されていませんが，催吐物質の血液脳関門の透過低下など中枢における複合的な機序によることが示唆されています[8]．すでに抗がん剤の嘔気対策で使用されていますから，奏効することは広く知られています．また消化管閉塞由来の嘔気にも奏効します（下部より上部のほうが，閉塞の解除は難しいです）．嘔気・嘔吐に対するベタメタゾン・デキサメタゾンの推奨投与量は 4 〜 8mg/ 日です．プレドニゾロンだと 20 〜 40mg/ 日です．

7 胸水・腹水に対して

がん性胸膜炎の炎症改善を介した胸水の改善，及びがん性腹膜炎の炎症改善を介した腹水による苦痛の改善が臨床上認められます．研究の不足から，奏効するケースがあるのに，しばしば施行されないという点が難点です．

自験例からすると，化学療法終了後や胸膜癒着術の施行困難・効果不良のケースでも胸水に対しては高い確率で，症状の改善を得られます［ただし輸液の適正化（500 〜 1000mL/ 日以下）もしないと成功率が下がる印象があります］．腹水に対しては，腹水が減るまでの症例は多くないですが，腹部緊満感が改善され，主観的には「少し楽になった」と患者さんが表現されることも少なくありません．胸水に関しては，中にはそれこそ増量が停止したり，減少したりする症例まであります．ただあくまで「所見の改善」が目的ではなく，胸水・腹水の量が変わらなくても（一定量以上存在しても），呼吸困難や腹部膨満感などの症状がステロイドで緩和されることはとてもよく認められるものです．

実は，私は緩和医療を始めてから，化学療法終了後の末期がん患者さ

んに胸水穿刺が必要になった症例はステロイド投与下（＋輸液の適正化）
において少ないです．もちろんドレナージや胸膜癒着術も，です．残念
ながら腹水はそうでもありませんが．

　経験上，多くの症例（例えば，胸管損傷などからの乳び胸水などの場
合を除いて）でがん性胸水の苦痛症状は穿刺やドレナージをせず，ステ
ロイドでコントロールできるように思います．むしろがんが相当以上進
行した症例では胸膜癒着術のほうが成功の可能性が低いと思われ，また
頻回な穿刺やドレーンの留置による心身の消耗も問題となります．ぜひ
一度ステロイドを使ってみて，評価してください※．胸水・腹水に対す
るベタメタゾン・デキサメタゾンの推奨投与量は 4 ～ 8mg/ 日です．プ
レドニゾロンだと 20 ～ 40mg/ 日です．

> ※化学療法終了後の患者さんで，ステロイド使用にて胸水の同レベルまでの再
> 貯留の期間が著しく長くなった（胸部 X 線上，使用前 6 日→使用後 60 日）
> という事例がありましたが，その事例では胸水穿刺を併用することでさらに
> 苦痛緩和が図られましたので，もちろんそうしたほうが良い場合は両者を併
> 用すべきと考えます．また呼吸器内科医にも徳田 均先生〔社会保険中央総合
> 病院（現・東京山手メディカルセンター）〕のようにステロイドで胸水穿刺を
> 行うことなく胸水をマネジメントした報告 [http://medical.nikkeibp.co.jp/
> leaf/mem/pub/opinion/orgnl/201004/514867.html] をされている先生
> がいらっしゃいます．エビデンスの非強固性に比してその臨床効果は多くの
> 場合明らかなので，頻回穿刺にても胸水の再増量が顕著でマネジメント困難
> な例にはぜひ施行（あるいは併用）して頂くと良いと思います．

8　腸閉塞（下部消化管閉塞）に対して

　腫瘍による消化管の狭窄を，腫瘍周囲浮腫の軽減等で改善し得るのが
ステロイドです．がんが既に腹膜播種している場合は，腸管の狭窄は複
数箇所に及んでいることがあり，もし手術でたとえそれらの複数箇所の
狭窄を解除したとしても，微小な転移が発育してまた新しい狭窄が起き
てくる可能性もあり，余命が短い月単位と推測される場合は一般に外科
的処置の適応はないと思われます．

　腸閉塞の場合もステロイドが有効な症例は少なくありません．ステロ
イド投与・オクトレオチド（サンドスタチン®）投与・1 日 500 ～ 1000
mL 程度の適正な輸液の 3 点セットで，私は下部消化管閉塞のイレウス

JCOPY 498-11711

症例でイレウス管が必要になった症例は１つもありません（上部消化管閉塞は難しい場合もしばしばあります）．これで少量の経口摂取が可能になった症例や，普通に食事ができるようになった症例まであありますし，それで在宅に帰れた症例も多いです．いずれも前医ではもう食事は無理と言われた症例です（経口摂取をすると死にますよ，とまで言われた症例がありました．患者は何も飲んではダメと唾液を飲むことすらも禁じられたため，ずっと唾液を垂れ流しており夜も眠ることができませんでしたが，上記の３点併用で食事摂取が可能になりました）．「たくさん食べると吐いてしまう」という程度の改善であることもありますが，その際も患者さんに調節してもらって食事量を加減することで対応できます．それでも喜ばれることが多いです．

先述の胸水や，腸閉塞でステロイドを使用されずに管理されている症例は少なくありませんが，後者は前者と異なり，文献としても効果が示唆されています[9, 10]．胸水と腸閉塞にもっとステロイドを使用してほしいところです．腸閉塞に対するベタメタゾン・デキサメタゾンの推奨投与量は４～８mg/日です．プレドニゾロンだと20～40mg/日です．上部消化管閉塞に対してはこれより多い量で試みることもあります．海外文献では，消化管閉塞に対してデキサメタゾン６～16mg/日との使用量報告があり，多めです[9]．

9 下肢浮腫に対して

浮腫の主要な治療は，リンパ浮腫ならリンパドレナージ，低アルブミン血症からなら利尿薬が有効ですが，骨盤内腫瘍が原因のリンパうっ滞の場合はステロイドで下肢の浮腫が改善することもあります．しかし第一の治療にはなり難いでしょう．効果を認める場合もありますが，全く効果がない場合も少なくありません．

場合により，他の治療を行っても改善しない場合，骨盤内腫瘍が原因のリンパうっ滞による浮腫に対してベタメタゾン・デキサメタゾンを0.5～4mg/日程度で使用してみてもよいでしょう〔効果が乏しい場合は（他の場合と同様に）１週間程度で中止〕．文献的な根拠は強くありません．

　脳転移，脊髄神経圧迫も適応です．特に後者はステロイドを使用しつつ，整形外科手術や放射線による治療を直ちに行わなければ，不可逆的な麻痺を起こしうる病態です．腫瘍学的緊急症の一つです．これらには，他の症状と異なり，ベタメタゾン・デキサメタゾンの推奨開始投与量は 8 ~ 16mg/ 日です．投与法は必ず漸減法を選択します．また脳転移に対しての処方の際は，他の症状の際の投与法と異なり，朝・昼ではなく朝・夕 2 回投与にすることがよく行われています．脳圧の亢進が夜間〜朝方にかけて増悪することに対応した使用法です．

　脳転移と脊髄神経圧迫に関しては，文献的にも根拠が示されているため，基本的には適応です [11, 12]．

　脳転移の神経症状や頭痛に関しては，効果を示しますので，ぜひ施行頂くと良いでしょう（ただし頭痛にはオピオイドの併用が必要となることもしばしばあります）．

　脊髄圧迫に対しては，放射線治療開始前のステロイド開始群が，治療成績が良いことが知られています [13]．脊髄圧迫は放置すると機能予後悪化を招きますので，早期治療開始が望ましく，予後や全身状態を勘案して放射線治療なのか手術なのかが決定されます．一日を争う病態なので速やかに対処しなければなりません．

　脊髄圧迫に，欧米ではかつてデキサメタゾン 96mg/ 日のような高用量からの漸減が行われていましたが，これは副作用が多く，16mg/ 日で開始して漸減する方法が推奨されています [14]．漸減法は様々なものが施行されており確立されたものはありませんが，3 週以内に投与が完了するレジメで行われています．

　呼吸困難のところで挙げた上大静脈症候群にも短期間は奏効します．しかしこれも長期の奏効は困難です．残念ながら，奏効率・奏効期間含めて，他の症状よりステロイドの切れ味は悪い気がします．この場合も，ベタメタゾン・デキサメタゾンの推奨開始投与量は 8 ~ 16mg/ 日です．

　腫瘍熱に良い奏効を見せることがあります．文献的な記載が少ないですが，これも奏効する病態です．感染症などの他の原因の発熱が否定的であれば，ベタメタゾン・デキサメタゾンを 2 ~ 4mg/ 日程度で使用し

てみても良いでしょう．腫瘍熱の場合は，よく反応することが少なくありません．中には劇的な奏効を見せる事例もあります．

　意外なところでは，腫瘍による胆管閉塞にも奏効することがあります．ビリルビンの低減が認められることがあります．いろいろな理由でドレナージが不能あるいは適応外になっているような状態不良の患者さんに試みる価値はあるでしょう（ただし一般に長期の奏効は難しいです）．尿管の閉塞には効果は良好とは言い難いようです．

　以上のように，ステロイドの適応は，がん性疼痛・骨転移痛・神経障害性疼痛・全身倦怠感・食欲不振・呼吸困難・嘔気嘔吐・がん性胸膜炎とそれに伴う胸水・がん性腹膜炎とそれに伴う腹水・がんによる閉塞症状（腸閉塞，胆管閉塞など）・浮腫・脳圧亢進・脊髄神経圧迫・腫瘍熱・上大静脈症候群・がん性リンパ管症などと非常に広いです．ぜひ使用してみてください．

最後に一口コラム，及び在宅にて

ステロイドはやはりすごい薬剤です．
　悪性腹膜中皮腫の患者さんの腸閉塞がステロイドで劇的に緩和された例や，悪性性索間質性腫瘍の患者さんの肺転移術後再発で疼痛，呼吸困難，咳嗽，喀痰，全身倦怠感などの苦痛症状が複合的にあって外来通院も厳しい状況であったのが，ステロイドの劇的な奏効で普通に外来通院ができるようになった例があります．このような劇的な奏効例の数々を見ると，緩和医療の主役（薬）はイメージでは医療用麻薬ですが，実際はステロイドではないかとつくづく思うわけです．
　最近問題なのは本文中にも記されているように，ステロイドを比較的長期に使用しながら化学療法を受けている事例が散見されていることです．これは先述したように注意が必要です．
　在宅でも必要に応じてステロイドは使用したほうが良いことは言うまでもありません．ベタメタゾン・デキサメタゾン，プレドニゾロンを使用し，経口ができなくなった際はベタメタゾンの坐剤を使用すれば点滴を使用せずとも投与継続可能です．
　時期で言えば（→ p.15 参照），Ⅰの時期は適応を慎重に考えてください．Ⅱの

1

ベタメタゾン，デキサメタゾン，プレドニゾロン

時期は適応症状があれば積極的に使用すべきでしょう．Ⅲの時期は一般に効果が
ありません．

ステロイドとコスト

　先発品のリンデロンは相対的な値段が高いですが，ジェネリックだとベタメタ
ゾンとデキサメタゾンの錠剤の値段差は少なくなります．
　デカドロン錠 4mg は 31.9 円，デキサート注 3.3mg は 87 円であり，相対的
に安く，値段としては第一選択と言えるでしょう．
　またステロイドは複数の症状に奏効することは大きなメリットです．
　デカドロン錠 4mg の 31.9 円 / 日は 3 割負担だと月 287 円．使用期間も限ら
れることを考えると，費用対効果は十分と言えそうです．

▶説明例

「～さんの○○の症状に対してステロイドの適応があります」
「時期を限って使用することにおいては，重大な副作用は起こしがたく，
　メリットを中心に得ることができます」
「比較的短期間の使用でも，口腔カンジダ症を起こす場合があるので，口
　内の異和感や痛み，白色付着物などが認められるようならば，ご相談く
　ださい．普段から口腔ケアに心がけてください」
「ステロイドが効くと，元気になったように感じる，あるいは見えること
　がありますが，基本的には生存期間を延長する薬剤ではないため，最後
　の経過が急に見える場合がある（落差が激しいように見える）のでその
　点は注意が必要です」

■参考文献

1) Ellershaw JE, et al. Corticosteroids and peptic ulceration. Palliat Med. 1994; 8(4): 313-9.

2) Piper JM. Corticosteroid use and peptic ulcer disease: role of nonsteroidal anti-inflammatory drugs. Ann Intern Med. 1991; 114(9): 735-40.

3) Naesdal J, et al. NSAID-associated adverse effects and acid control aids to prevent them: a review of current treatment options. Drug Safety. 2006; 29(2): 119-32.

4) Johannesdottir SA, et al. Use of glucocorticoids and risk of venous thromboembolism: a nationwide population-based case-control study. JAMA Int Med. 2013; 173(9): 743-52.

5) 武田文和, 他監訳. トワイクロス先生のがん緩和ケア処方薬. 医学書院; 2013.

6) Non-Steroidal anti-inflammatory drugs-Dexamethasone＜http://www.palliativedrugs.com/＞ [accessed 3 June 2017].

7) Yennurajalingam S, et al. Effects of dexamethasone and placebo on symptom clusters in advanced cancer patients: a preliminary report. Oncologist. 2016; 21(3): 384-90.

8) Mannix K. Palliation of nausea and vomiting in malignancy. Clin Med (Lond). 2006; 6(2): 144-7.

9) Feuer DJ, et al. Systematic review and meta-analysis of corticosteroids for the resolution of malignant bowel obstruction in advanced gynaecological and gastrointestinal cancers. Systematic Review Steering Committee. Ann Oncol. 1999; 10(9): 1035-41.

10) Davis MP, et al. Gretchen Hallerberg, and Palliative Medicine Study Group of the Multinational Association of Supportive Care in Cancer. A systematic review of the treatment of nausea and/or vomiting in cancer unrelated to chemotherapy or radiation. J Pain Symptom Manage. 2010; 39(4): 756-67.

11) Ryken TC, et al. The role of steroids in the management of brain metastases: a systematic review and evidence-based clinical practice guideline. J Neurooncol. 2010; 96(1): 103-14.

12) Loblaw DA, et al. A 2011 updated systematic review and clinical practice guideline for the management of malignant extradural spinal cord compression. Int J Radiat Oncol Biol Phys. 2012; 84(2): 312-7.

13) Loblaw DA, et al. Systematic review of the diagnosis and management of malignant extradural spinal cord compression: the Cancer Care Ontario Practice Guidelines Initiative's Neuro-Oncology Disease Site Group. J Clin Oncol. 2005; 23(9): 2028-37.

14) Treatment and Prognosis of Neoplastic Epidural Spinal Cord Compression, Including Cauda Equina Syndrome-UpToDate. https://www.uptodate.com [accessed 4 June 2017].

2 ミダゾラム

ここが間違い！

➡ 必要な時にミダゾラム等を使わない.

緩和スペクトル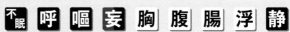

あだ名	「緩和医療の最後の主"薬"」
ここが○	余命日単位で重要な役割. 週単位でも間欠的な使用が大きな効果を生むことがある.
ここが△	"うとうとと眠って苦痛を取ること"への偏見がある. あるいは余命短縮する, 安楽死という誤解. 継続使用での耐性
一口アドバイス	間欠的鎮静を使いこなすことが肝要
適応時期	特に III の時期です.
注射	皮下投与可能

薬 価

ドルミカム注	10mg	112円

●ジェネリック

ミダゾラム注10mg（各社）	63円

1 概略

　なぜ2番目は医療用麻薬ではないの？　と驚かれる皆さんもいることでしょう．しかし私はここであえて，ミダゾラムを挙げました．

　ミダゾラムは，日本緩和医療学会が出している『苦痛緩和のための鎮静に関するガイドライン』において，間欠的鎮静つまり間欠的にうとうとと眠らせることで苦痛を取るのに使用される薬剤として記されているものです．

　予後が月単位はあると推測されれば，当然「眠らせないで苦痛を取り除く」，一般的な苦痛緩和策・苦痛緩和薬剤を用いるべきなのは言うまでもありません．しかし個人差はありますが，予後が短い週単位ともなると，苦痛の増強からなかなか苦痛緩和がうまくいかなかったりすることはよく見かけられるものです．特に短い週単位から増悪し，予後が日単位になると顕著になる「身の置き所のない」ように見える症状，これに対してしばしば他薬は顕著な効果を示さず，緩和に難渋します．またこの「身の置き所のなさ」を「全身が痛い」と表現される方もいますので，痛みと捉えて医療用麻薬で何とかしようとしてもうまくいかないことも多いです．身の置き所のない様態は，様々な原因で起こることが指摘されており，せん妄，終末期の悪心，尿閉や高度の宿便など，原因は多岐にわたります．日本では「倦怠感」と絡めて表現されることが多いのですが，世界的にはせん妄に含められることが多いようです[1]．

　患者さんの希望はそれぞれです．最後まで意識をできるだけ保ってほしいという希望もあれば，ある程度以上苦痛が強ければ眠らせてもらっていいという方もいます．いかなる場合にも眠らせないで苦痛を取り除く方法のみ使用することも，眠らせないで苦痛を取り除く方法が難しくなるとすぐに「持続的」鎮静にいってしまうやり方は妥当ではなく，その「間」が重要です．

　余命が数日以内になれば持続的鎮静が必要となることもしばしばあるのは事実です．持続的かつ深い鎮静を必要とする患者さんの平均的な頻度は20〜30％と推測されています．一方で，苦しさが非常に強い際にのみ鎮静を行い（間欠的鎮静），次第に自然な意識低下が生じて薬剤が必要なくなり，臨死期を迎える症例も少なくありません．必要な際に「間

欠的」鎮静を行うことで，いきなり持続的鎮静にいかなくても症状緩和ができる事例も少なくないですし，持続的鎮静になる時期も遅らせることができるかもしれません．結果，コミュニケーションが取れる時間を確保することにつながります．もちろん持続的なものを望んでいる方にいたずらにその開始を遅らせることがあってはいけませんが，その前段階として「間欠的」鎮静はとても重要なものです．

　ミダゾラムは半減期が短いため(静脈内投与の消失半減期は1.8〜6.4時間，静脈内持続投与時の半減期は1.9〜3.2時間)，中止後の覚醒が比較的速やかです．それゆえにホスピス・緩和ケア病棟では，医師の指示のもとに，**ミダゾラムを入眠するまで比較的急速に点滴し，入眠後は点滴速度を緩め，眠らせたい時間は同内容で継続し，覚醒させたい時は中止するという投与方法**が行われています（小児用の点滴セットを用い滴下数で調節します）．

　一方で，ミダゾラムは現在ガイドラインにて鎮静の「第一選択薬」となっておりますが，その「覚醒しやすさ」ゆえに，深い鎮静を行う際に不利になることもあります（同様にミダゾラムよりさらに半減期が短いプロポフォールを使用すると，より調節性には富みますが，鎮静は浅くなりがちです）．ミダゾラムは連用における耐性形成もあり，なかなか安定した鎮静を供与できないこともしばしばあります．3週間以上の使用で耐性が形成されるとも言われています．

　ベンゾジアゼピン系の薬剤ですから，単独投与でせん妄を増悪させる可能性があり注意が必要です．せん妄がある際は，抗精神病薬を併用します．終末期の高度のせん妄の場合はハロペリドール等の抗精神病薬による鎮静効果が不十分で，ベンゾジアゼピン系の鎮静効果に期待せざるを得ないこともあり，ハロペリドールを使用下にミダゾラムを使用することもよくあります．ベンゾジアゼピン系がせん妄を増悪させる可能性がある以上，せん妄の症例やそれを起こしやすそうに思われる症例に関してはハロペリドールを先行投与した上で慎重にミダゾラムを使用するのが良いでしょう．

　ハロペリドール投与中のせん妄がある進行がん患者にロラゼパム（ベンゾジアゼピン系薬剤です）を加えたほうが有意にせん妄を改善したという結果※も出ており，もちろんそれがミダゾラム等に当てはまるかは

JCOPY 498-11711

不明確ですが，抗精神病薬とベンゾジアゼピン系薬の併用にも一定の利点が示唆されるとは考えられます．

※Effect of lorazepam with haloperidol vs haloperidol alone on agitated delirium in patients with advanced cancer receiving palliative care: A randomized clinical trial.（Hui D, et al. JAMA. 2017; 318（11）: 1047-56）

　基本はミダゾラムを使用し，効果不良ならば徐々に量を上げ，それでも効果が不安定な際は後の章で解説するフェノバルビタールを使用するのが良いでしょう．そしてせん妄の合併症例はハロペリドールを併用して使用することです．

　ただ，余命週単位になるまでにミダゾラムの使用をある程度抑制することによって耐性形成を防ぐことで，結果的には必要な時期のミダゾラムの効果を保全することができると考えられます．

　基本的にはミダゾラム間欠的使用→ミダゾラムの持続使用→フェノバルビタールの持続使用の併用という 3 段階で加療しています．

　持続的鎮静の場合と，間欠的鎮静の場合の投与法について記します．

　持続的鎮静の際は，ミダゾラムを 1mg/ 時の持続静注もしくは持続皮下注で開始し，最大 5mg/ 時です．鎮静効果が一時的に不十分な際は 2.5mg の追加投与を行っても構いませんし，1 時間量の早送りでも良いでしょう．一般には 2 ～ 4mg/ 時の持続投与で効果が発現してきますが，ベンゾジアゼピン系は耐性も含め個人差が大きい薬剤です．ベンゾジアゼピン系の効果が不良な際の持続的鎮静はフェノバルビタール併用に移行（→フェノバルビタールの項にて）すべきでしょう．

　なお図 4 のように，持続的鎮静の実施には，「耐えがたい苦痛があること」「その苦痛は他の方法で緩和が不可能なこと（＝治療抵抗性の苦痛）」「余命が短い週単位以下であると推測されること．多くは日単位であること（＝全身状態・生命予後の評価）」「患者さんとご家族への説明と意思確認を得ていること」の 4 点が必要です．

　鎮静の誤解で，「深い持続的鎮静」が「鎮静」と思っている医療者がいますが，「鎮静」には「浅い」「深い」の 2 パターン，「持続的」「間欠的」の 2 パターンがあります．「浅い」鎮静は，「呼べば起きますが，呼ばなければ眠っている」という深さの鎮静，「深い」鎮静は「呼んでも起きな

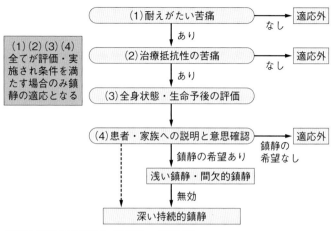

図4 鎮静の実施アルゴリズム＜PEACE＞

（図中のテキスト）

(1) 耐えがたい苦痛 → なし → 適応外

あり

(2) 治療抵抗性の苦痛 → なし → 適応外

あり

(3) 全身状態・生命予後の評価

(4) 患者・家族への説明と意思確認 → 鎮静の希望なし → 適応外

鎮静の希望あり

浅い鎮静・間欠的鎮静

無効

深い持続的鎮静

(1)(2)(3)(4) 全てが評価・実施され条件を満たす場合のみ鎮静の適応となる

い」深さの鎮静です．「持続的」とは継続的に鎮静薬を使用して眠った状態を維持する鎮静のこと，「間欠的」とは頓用で鎮静薬を使用して苦痛が著しい時のみ行う鎮静のことです．その2パターンずつの組み合わせで，「浅い間欠的鎮静」「深い間欠的鎮静」「浅い持続的鎮静」「深い持続的鎮静」の4パターンがあります．「浅い間欠的鎮静」は臨床上あまり使用しないので，「深い間欠的鎮静」「浅い持続的鎮静」「深い持続的鎮静」の3パターンを使用することになりますが，「深い持続的鎮静」は最後に行うべき方法であり（命を縮めるかもしれない「最後の手段」という意味ではありません），まずは「深い間欠的鎮静」から開始し，それでも苦痛緩和が難しければ，「浅い持続的鎮静」を行ってから「深い持続的鎮静」を行うか，直接「深い持続的鎮静」に移行するかにします．

　浅い持続的鎮静と深い持続的鎮静の違いは，多くの場合，鎮静薬の量の違いです．ミダゾラムやフェノバルビタールを少量から開始すれば，最初は浅い持続的鎮静になりますし，そこから薬物量を上げてゆくと深い持続的鎮静になります．

　「持続的鎮静」でも「間欠的鎮静」でも患者さん・ご家族への説明と意思確認が重要なことはもちろんですが，特に持続的鎮静は「そのまま意識レベルを下げたまま最後まで診療する可能性がある」以上，それを十分に説明することが重要でしょう．一方で間欠的鎮静は，ずっと眠らせ

JCOPY 498-11711

ることを目的とはしていないため，いきなり持続的鎮静に至るよりも患者さん・ご家族の決断の心理的負担が少なく，医療者のそれも同様で，行いやすいという利点があります．また間欠的鎮静を最初に行うことで，同処置でも苦痛緩和が難しいこと（または難しい時期であること）を皆が確認した上で，真に持続的鎮静が必要だとの共通認識を持って持続的鎮静の決断に臨みやすいという利点があります．

　間欠的鎮静の際は，ミダゾラム 10mg を生食 100mL に溶解し，患者さんの状態を見ながら投与量を調整する**（入眠するまで比較的急速に点滴し，入眠後は点滴速度を緩め，眠らせたい時間は同内容で継続し，覚醒させたい時は中止するという投与方法）**か，あるいは 1 時間程度で点滴します．前者の鎮静がかかるまで比較的速く点滴し，その後速度を緩める方法のほうが本来は良いですが，施設ごとに習熟度の違いがあるでしょう．

　説明も重要です．鎮静に関しては，適切な方法であればそれが致死的になることは非常に少ないとされ，持続的鎮静の場合においてもガイドラインによれば生命短縮効果が臨床的に明確に認められたのは 1.8％とされています．日本の研究[2]でも生命予後を短縮させないことが示されています．ゆえに安易に「呼吸抑制を出して死に至らしめる可能性がある」と言わないほうが良いでしょう．「適切な投与であれば呼吸抑制は決して多くないので，命を縮めずにうとうとと眠らせることで苦痛を取ることを目指しています」と伝えるのが重要だと考えます．また鎮静剤というと「モルヒネ」あるいは「特別な薬剤」「何か致死的な薬剤」と思われている患者さん・ご家族は少なくないので，モルヒネではなく，胃カメラなどの内視鏡検査時にも使用されている薬剤であることなどを伝えるのも，安心や誤解の解消につながるかもしれません．

　『ホスピス・緩和ケア専従医のための自己学習プログラム』によると（インターネットで利用可能です．http://www.hospat.org/practice_program-top.html）5 つの観察的研究でも，鎮静を受けた患者と受けなかった患者との生命予後に差がないことが示されています．複数の生命予後因子を加えたモデルを用いて鎮静薬による影響を比較した研究においても，鎮静薬の使用による生命予後への有意な影響は認められていません．詳細な観察的研究では，鎮静薬による生命の短縮効果が臨床的に明確に認めら

れたのは 114 例中 2 例です．すなわち，鎮静による生命短縮効果は集団として明らかなものではないと結論されています．

　報告されている実証研究において，頻度の高い持続的かつ深い鎮静の対象症状は，せん妄（全患者の 12%），呼吸困難（8.5%），全身倦怠感（7.2%），疼痛（4.0%），嘔気・嘔吐（1.1%），精神的苦痛（1.3%）などです（同プログラムより）．27 論文を対象とした系統的レビューでは，鎮静の対象症状は不穏（26%），疼痛（21%），混乱（14%），呼吸困難（12%），ミオクローヌス（11%），精神的苦痛（9%），嘔気・嘔吐（3%）[3] です．以上よりせん妄と呼吸困難が主要な鎮静施行の原因です．

▶処方例

○間欠的鎮静

　ミダゾラム（ドルミカム®）10mg ＋生食 100mL を入眠するまで急速に滴下し，以後滴下速度を遅くし，維持．入眠の具合にて，速度を調節．睡眠を維持したい時間に応じて，点滴を終了するか，あるいは同内容で継続するかを決める．
あるいは
ミダゾラム（ドルミカム®）10mg ＋生食 100mL を
1 時間で点滴静注（皮下点滴可能）

●せん妄の合併があれば：

セレネース® 2.5mg ＋生食 100mL を 1 時間で点滴静注

●点滴以外の方法では：

ブロマゼパムの坐剤　1 個　挿肛（→後述）

○持続的鎮静

ミダゾラムを 1mg/ 時の持続静注もしくは持続皮下注で開始し，
最大 5mg/ 時．
例えばミダゾラム注（10mg/2mL）原液を持続皮下注射．
原液を 0.2mL/ 時＝ 4.8mL/ 日＝ 24mg/ 日＝ 1mg/ 時で開始し，

JCOPY 498-11711

状態を見ながら 0.05mL/ 時ずつ増減，最大 1mL/ 時（＝ 5mg/ 時）.

●効果が不良な際は：
混乱や興奮が目立つならばセレネース®注を，「間欠的鎮静」の項の
使用法に準じて適宜併用.

　ミダゾラム持続静注もしくは持続皮下注射で 4mg/ 時以上でも効
果に乏しければ，フェノバルビタール持続静注もしくは持続皮下注
射で併用開始.
　フェノバルビタールは（持続的な深い鎮静を目指している場合）20
mg/ 時で開始し，50mg/ 時まで増量可能. 開始時に 100 〜 200mg
を投与し開始する.
〔処方例：フェノバール®持続皮下注射，原液（100mg/1mL）0.2
mL/ 時（＝ 20mg/ 時）で開始し，0.05mL/ 時ずつ増量，最大 0.5mL/
時〕. 詳しい使用法はフェノバルビタールの項目を参照.

2　疼痛に対して

　疼痛に対してはオピオイドや NSAIDs，鎮痛補助薬の投与を優先させ
るべきです. しかしながら余命が短い週単位を切ると，なかなかオピ
オイドのレスキュー等で苦痛を緩和することが難しいことはしばしば経験
されます. また疼痛が増悪すると，不安も増し，疼痛閾値も下がるとい
うことを忘れてはいけません. 間欠的鎮静を行い，ある時間ぐっすりと
眠ってもらうことで，覚醒時の疼痛が随分と緩和されることはしばしば
経験されるものです.
　また，余命が日単位の「痛い」という訴えには，時に通常の鎮痛緩和
策が無効なものがしばしば認められます. 例えば推測余命日単位におい
ての，身の置き所のなさから「全身が痛い」「体全体がつらい」等と訴え
る場合や，腫瘍の破裂，終末期後期（余命日単位）の出血等から「もの
すごく痛い」と訴える高度な疼痛の場合などは，しばしばオピオイドの
追加投与や調節が奏効せず，鎮静的対応が唯一の緩和策であることも稀

ではありません．このような場合は間欠的鎮静を積極的に用い，それで
も間断ない苦痛が続くようならば持続的鎮静の適応となります．

　以上より，余命が短い際の，他薬で緩和されない高度の疼痛に対して，
間欠的鎮静・持続的鎮静が適応となります．方法は前述の通りです．

3　全身倦怠感に対して

　全身倦怠感に対しても，まずは他に有効な方法があるのならば，それ
を優先させるべきです．ステロイドの使用や，エネルギー温存療法（1
日の生活の中で患者さんのエネルギーを配分する．生活動作，仕事，作
業などに優先順位をつける．1日の中で少しずつ何回かに分けて，安静
時間や休息をとる．生活の中で必要なものが手に届きやすいように配置
する．清潔ケアを自力で行えるとしても，体力温存のために援助を受け
る．生活の中の運動や休息のバランスをとり，適度な運動を行うことに
よって気分転換や良質な睡眠を促すこと）などをまずは施行するべきで
しょう．

　しかし，予後が短い週単位を切ると，それらの緩和策もしばしば効果
が減弱あるいは消失することが認められます．特に亡くなる24時間か
ら48時間前は，個人差がありますが，「身の置き所がない」と表現され
るような様態が強く出現しますが，その際に「だるさ」などの高度な倦
怠感を訴えることがしばしば観察されます．このような時は，間欠的鎮
静あるいは十分な説明の上での持続的鎮静を考慮すべきでしょう．

　以上より，余命が短い際の，他薬で緩和されない高度の全身倦怠感に
対して，間欠的鎮静・持続的鎮静が適応となります．方法は前述の通り
です．

4　呼吸困難に対して

　前述の通り，呼吸困難は主要な鎮静開始の要因です．つまりオピオイ
ドなど呼吸困難に奏効しうる他の手段を駆使しても，なかなか終末期中
期（週単位）以下，特に余命日単位の呼吸困難を緩和することが難しい
ことも指し示しています．

JCOPY 498-11711

呼吸困難に対しては適宜オピオイド，抗不安薬，ステロイドを使用して緩和します．また輸液が多いと気道分泌物が増えますので，特に痰の自己喀出が難しくなっている症例では輸液の減量を考慮したほうが良いでしょう（なお口渇と輸液の量は相関しません．輸液量を減らすからのどが渇くわけではありませんし，輸液量を増やしてものどの渇きは改善しません）．しかし，それらの方法を組み合わせても余命日単位の高度の呼吸困難を緩和することは非常に難しいです．強い呼吸困難の出現・増悪が予想される症例（例えば肺がんの症例や肺転移が著しい症例など肺病変が顕著な事例）では，鎮静を行うことも想定し，早い段階から説明等を含めた準備を行っておくにこしたことはないでしょう．

以上より，余命が短い際の，他薬で緩和されない高度の呼吸困難に対して，間欠的鎮静・持続的鎮静が適応となります．方法は前述の通りです．

なお，ミダゾラムが呼吸困難に対して直接的な緩和効果を持っているらしいことが示唆されています（Navigante AH, et al. J Pain Symptom Manage. 2006; 31: 38-47, Navigante AH, et al. J Pain Symptom Manage. 2010; 39: 820-30）．どうも意識を低下させなくても呼吸困難を緩和する効果があるようです．

5 嘔気に対して

嘔気に対しても，通常の嘔気緩和策〔消化管蠕動亢進薬，ドパミン受容体拮抗薬，抗ヒスタミン薬，複数の嘔気に関係する受容体の拮抗薬（例えばオランザピン）使用〕を行うべきですが，それでも無効な嘔気の場合，予期性嘔吐症が考えられ，抗不安薬の適応があります．高度な嘔気が持続する場合は不安も亢進していますから，間欠的鎮静を行って睡眠時間を確保することで，嘔気が軽減することもあり得ます．

しかし余命が短い週単位～数日程度となると，炎症性サイトカインの亢進など様々な機序が推測される，原因不明の嘔気・悪心をしばしば見かけ，他薬での治療に抵抗することがあります．この際も鎮静薬使用の適応があるでしょう．嘔気で持続的鎮静にまで至る症例は多くはありませんが，この余命日単位の悪心・嘔気で間欠的鎮静が必要となる事例は散見されます．

2

ミダゾラム

以上より，余命があまり長くない際（推定予後が短い週単位以下）の，他薬で緩和されない高度の嘔気に対して，間欠的鎮静が適応となります．方法は前述の通りです．

6 不眠に対して

不眠に対しても，通常は不眠（→9章参照）の通常治療が優先されます．睡眠薬，抗不安薬，抗うつ薬，抗精神病薬の投与です．しかし，それらの方法でも全く睡眠確保が難しい場合，ミダゾラムの使用が有効です．

先に述べたように，ミダゾラムは入眠するまで比較的急速に点滴し，入眠後は点滴速度を緩め，眠らせたい時間は同内容で継続し，覚醒させたい時は中止するという投与方法を行うことができます．不眠に対して使用する場合は，夜間は点滴を速度調整しながら継続し，覚醒時間になってから中止すれば，速やかな覚醒を得ることができるでしょう．

経験上，上記の使用法つまり入眠するまで比較的急速に点滴し，入眠後は点滴速度を緩め，眠らせたい時間は同内容で継続し，覚醒させたい時は中止するという投与方法は，確実に眠らせることができる手段ではあります．どうしても経口薬でマネジメントできない不眠に説明のもとに同処置を行うこともあります．

ただミダゾラムで注意しなければならないのは連用で耐性を形成しやすいということです．ですので，余命月単位からむやみに連用すると「鎮静」を目的に使用する際に効果が乏しくなってしまうことにもつながります．やはり余命週単位から積極使用を考慮すべき薬剤でありましょう．

またせん妄をすでに起こしている場合や，せん妄リスクが高いケースでは，ベンゾジアゼピン系薬の単独投与だとせん妄を増悪して余計に（せん妄からの）不眠となる場合もあり，そのような事例ではハロペリドールの併用使用を行います．

7 せん妄に対して

せん妄に対しては，ミダゾラムは単独では増悪させる可能性がありま

JCOPY 498-11711

す．ゆえにせん妄がある患者さんの場合は慎重に使用することが重要です．せん妄の第一選択薬は抗精神病薬です．しかしながらせん妄からの混乱・興奮が強く，抗精神病薬単独では鎮静が難しい際は，先述のようにミダゾラムを使用してうとうと眠れる状態に導くことがあります．特に余命日単位の場合のせん妄には，十分な鎮静的対応が必要でしょう．

8　その他

　ミダゾラムは，ベンゾジアゼピン系の薬剤ですから，痙攣への作用も期待できます．例えば脳転移を原因とした痙攣が他薬(抗けいれん薬等)で抑えられずに持続する場合でも，ベンゾジアゼピン系薬で眠りに導けば痙攣は停止し得ます（もちろん呼吸・循環状態の継続的評価が必要なことは言うまでもありません）．

　その他の，余命が週単位以下で苦痛症状の高度な増悪の際に，他の薬剤が奏効しない場合に，どんな苦痛症状に対しても使用することは可能です．先述の p.15 の I，II 期には主役（薬）となり得ませんが，III 期には主役（薬）になるのがミダゾラムです．

最後に一口コラム，及び在宅にて

　ミダゾラムは推定余命が短い週単位以下の場合は，積極的に使用すべき薬剤でしょう．

　これも使用経験が少ない医療者を中心に，呼吸抑制のことを強調した説明，及び処方躊躇がしばしば見られますが，入眠するまで比較的急速に点滴し，入眠後は点滴速度を緩め，眠らせたい時間は同内容で継続し，覚醒させたい時は中止するという投与方法であれば，私は呼吸抑制など出したことはほとんどありません．また最近の研究では，たとえ持続的な鎮静でも，呼吸抑制などから死に至らしめる生命予後短縮のリスクに有意差はないことが示されてきています．

　間欠的鎮静しか症状緩和策がないのに，ひたすらオピオイドで粘った挙句，いきなり持続的鎮静という治療がまだまだ散見されます．これは本当に良くないことです．

　ぜひとも使用に習熟してほしいところです．

在宅ではミダゾラムまで必要になることは意外に少ないです．在宅は患者さんの苦痛が病院よりも軽いことが多く，終末期の身の置き所のなさもそうです．せん妄の程度の問題があるのかもしれません．

　在宅の終末期の患者さんに身の置き所のなさが出た際も，ブロマゼパム坐剤やフェノバルビタール坐剤を用いることで鎮静が可能です．ですから在宅で鎮静ができないわけでは当然ありません．必要な症例にはどうかこれらの薬剤を使用してみてください．もちろんミダゾラムも皮下点滴が可能ですので，それを在宅で行うこともできます．

鎮静薬とコスト

　余命日単位に用いる薬剤なので，実使用日数は少なく，また代替薬もないために，あまりコストを勘案することはないと考えます．

　ミダゾラムのジェネリックが，先発品よりも安価なので，コストパフォマンスではそれが第一選択でしょう．

▶説明例

「意識を低下させない苦痛の緩和法では，○○さんの○○の症状は緩和が難しい状況に至っています」

「鎮静といって，うとうとと眠れることで苦痛を緩和する方法の適応と考えられます」

「薬は胃カメラを眠って行う際に使うミダゾラムという薬剤があるのですが，その薬です」

「適切な投与であれば呼吸抑制は決して多くないので，命を縮めずにうとうとと眠らせることで苦痛を取ることを目指しています．安楽死ではありません」

「問題点は，すでに余命がかなり厳しいのでこのままみても意思疎通は決して良好とは言い難いですが，意識を低下させる方法なので，よりコミュニケーションが難しくなると考えられます」

JCOPY 498-11711

「まずは必要時に使用するやり方でみますが，それでも常時苦痛があるな
らば，持続的に使用したほうが○○さんの苦痛は楽になる可能性がある
と考えられます」

■参考文献
1) 森田達也. 「身の置き所のなさ」—概念とその変遷. 緩和ケア. 2015; 25(2):
   93.
2) Maeda I, et al. Effect of continuous deep sedation on survival in patients
   with advanced cancer (J-Proval): a propensity score-weighted analysis of
   a prospective cohort study. Lancet Oncol. 2016; 17(1): 115-22.
3) Cowan JD, et al. Terminal sedation in palliative medicine--definition and
   review of the literature. Support Care Cancer. 2001; 9(6): 403-7.

2

ミダゾラム

3 疼痛の治療法

ここが間違い！

● 持続痛メインの内臓痛と，骨転移痛や神経障害性疼痛の治療を同じにしている．

　さて，これまでステロイドとミダゾラムを説明してきました．

　余命が 2 カ月以内となった（p.15 に示した）II の時期にはステロイドが重要，余命が日単位となった III の時期にはミダゾラムが重要でした．

　ここからは I の時期から問題となる「疼痛」の緩和について説明していきます．「疼痛」に関しては独立した章立てで解説します．最近鎮痛薬も様々なものが増えました．しかし，網羅的に記しては「臨床で使える」という目的から外れてしまうことにもなりかねません．私は最新の使える処方を最小数で（最大の効果を上げるように）お伝えしたいと思います．本当に使える処方を目指して，です．

■処方の前に……

　実は痛みでもっとも大切なのは，まず「**性状**」をしっかり聴くことです．診療録の痛みの記載を見ても，「痛いです」としか書いていないことが大変多いです．痛みに関しては，「どこが」（部位），「どれくらい」［程度．数字で表現する NRS（Numerical Rating Scale）など］，「どんな時に」（安静時なのか，体動時なのか．持続するのか，間欠的に短時間なのか）などが重要で，それらをしっかり聴いて診療録に記載するのが重要なのですが，「性状」はとりわけ重要なのにも関わらずしばしば聴取されていません．

JCOPY 498-11711

表3 痛みの神経学的分類

分類	侵害受容性疼痛		神経障害性疼痛
	体性痛	内臓痛	
障害部位	皮膚，骨，関節，筋肉，結合組織などの体性組織	食道，胃，小腸，大腸などの管腔臓器肝臓，腎臓などの被膜をもつ固形臓器	末梢神経，脊髄神経，視床，大脳などの痛みの伝達路
痛みを起こす刺激	切る，刺す，叩くなどの機械的刺激	管腔臓器の内圧上昇臓器被膜の急激な伸展臓器局所および周囲組織の炎症	神経の圧迫，断裂
例	骨転移局所の痛み術後早期の創部痛筋膜や骨格筋の炎症に伴う痛み	消化管閉塞に伴う腹痛肝臓腫瘍内出血に伴う上腹部，側腹部痛膵臓がんに伴う上腹部，背部痛	がんの腕神経叢浸潤に伴う上肢のしびれ感を伴う痛み脊椎転移の硬膜外浸潤，脊髄圧迫症候群に伴う背部痛化学療法後の手・足の痛み
痛みの特徴	局在が明瞭な持続痛が体動に伴って増悪する	深く絞られるような，押されるような痛み局在が不明瞭	障害神経支配領域のしびれ感を伴う痛み電気が走るような痛み
随伴症状	頭蓋骨，脊椎転移では病巣から離れた場所に特徴的な関連痛を認める	悪心・嘔吐，発汗などを伴うことがある病巣から離れた場所に関連痛を認める	知覚低下，知覚異常，運動障害を伴う
治療における特徴	突出痛に対するレスキュー薬の使用が重要	オピオイドが有効なことが多い	難治性で鎮痛補助薬が必要になることが多い

〔がん疼痛の薬物療法に関するガイドライン（2014年版）より
http://www.jspm.ne.jp/guidelines/pain/2010/chapter02/02_01_01.php〕

侵害受容性疼痛	内臓痛	局在がはっきりとしない「重い」「鈍い」痛み 肝被膜痛や膵臓がんの痛み等	オピオイドがよく効く
	体性痛	局在が明確な痛み 動かすと痛い 骨・皮膚・筋肉等の痛み	NSAIDsの使用が有効 レスキューの適切な使用
神経障害性疼痛		ちりちりぴりぴりとする,しびれる,電気が走るなどの異常な感覚を伴う痛み	しばしば鎮痛補助薬を必要とする

　なぜ「性状」等の,痛みの情報が重要か.それはそれらの**痛みの情報が治療と直結する**からです.**痛みの情報なくして適切な薬物治療はありません.**それはぜひとも知っておかれると良いと思います.

　痛みには大きく分けて4つあります.①侵害受容性疼痛の内臓痛,②侵害受容性疼痛の体性痛,③神経障害性疼痛,④その他(腸蠕動痛や筋肉の痛みなど)です.①〜③について説明します.なおこれらの**疼痛は合併していることが多い**です.ゆえに対策は複数薬剤を組み合わせて行うことも多いです〔作用機序が異なる薬剤を組み合わせて加療する必要があることを患者さんやご家族に説明しないとアドヒアランス(患者が積極的に治療方針の決定に参加し,その決定に従って治療を受けること.端的には薬剤を患者さん自身が決められた通りに守って服用すること)が低下します〕.

1 　侵害受容性疼痛の内臓痛

　典型的なものは,「重い」「鈍い」「局在がはっきりしない」(どこらへんが痛いですか?　と問うと"手のひら"で示す)疼痛です.肝臓の被膜痛や膵臓がんの痛みなどが典型でしょう.この内臓痛はオピオイドが効きやすいので,積極的に使用すべきですし,通常の増量法で増やしてゆけば良いです.

なおきちんとそれに相応する病変があるかは腹部 CT 等で確認すべきです．問診を十分に行い，場所を絞り込み，腹部 CT 等の画像所見を十分確認した上で疼痛の原因を確定診断すべきです．

2 侵害受容性疼痛の体性痛

典型的なものは，骨転移痛です．皮膚，結合組織，筋肉の転移などもこれに当たります．

痛みは「明確」「局在がはっきりしている」「体動で増悪」などが特徴になります．どこらへんが痛いですか？　と問うと"指"で指し示すことが多いです．

さて皆さん，医療用麻薬を服用している患者さんが皮膚を切ったら痛いでしょうか？　痛くないでしょうか？

……当然，痛いのです．

この皮膚が切られる痛みは，「体性痛」です．ゆえにオピオイドで完全緩和には至りません．

同様に体性痛たる骨転移痛もオピオイド単独で緩和されることはしばしば困難です．**体性痛にやみくもにオピオイドを増量すると，例えば骨転移痛の場合，「眠気は強いけれども，体動時痛も緩和されない」という状態となってしまうことも少なくありません．体性痛，特にその中で多い骨転移痛は，医療用麻薬以外もしっかり使用するということを忘れないでください．**骨転移痛には具体的には NSAIDs の併用が好適です（なお NSAIDs 単独でも緩和は難しいです．あくまでオピオイドと併用して，さらなる効果が得られるということです）．

3 神経障害性疼痛

典型的なものは，骨盤神経叢浸潤に伴う下肢痛や，大動脈周囲リンパ節転移から腹腔神経叢や後腹膜神経叢浸潤を介した腹部・背部痛などです．また骨転移した椎骨が脊髄を圧迫して出る下肢のしびれ〔★**これは早急に放射線治療やステロイドの使用，予後があれば手術を考慮する腫瘍学的緊急症です！　通常の鎮痛治療を悠長にやっていてはいけません．**

ベタメタゾン（あるいはデキサメタゾン）を 8 ～ 16mg/ 日使用し，放射線科に緊急照射を依頼してください．あるいは予後が長期間想定されるならば整形外科的手術も考慮されます］などもそれに該当します．

神経障害性疼痛の特徴はひと言．ぜひ覚えてください．

「異常感覚を伴う痛み」です．

具体的には，「しびれた感じ」「ちりちりぴりぴりする」「電気が走る感じ」「触っただけで痛い（アロディニア）」「灼熱感がある」「じんじんとうずく感じがする」「つっぱり感が強い」などの表現型を取ります．この**神経障害性疼痛もやみくもにオピオイドを増量すると，「眠気は強いけれども，異常感覚を伴う痛みも緩和されない」という状態となってしまうことも少なくありません．"オピオイド以外"の使い方も非常に重要な痛みです．**

4 その他（腸蠕動痛や筋肉の痛みなど）

腸蠕動痛はブチルスコポラミンを使用します．あるいは腸蠕動を抑えるタイプの医療用麻薬（モルヒネやオキシコドン）も奏効するかもしれません．しかしがんの進行期の場合の腸蠕動痛はほとんど「腸閉塞」から生じているので，オクトレオチド（→後述）やステロイドの投与で対応すれば，特別な鎮痛薬を使用しなくて済むことがほとんどです．**腸蠕動痛は腸閉塞の改善を目指すべき，と考えてください．**

筋肉の痛みも難治性の疼痛ですが，ベンゾジアゼピン系の筋弛緩作用を期待するという手段があります．筋弛緩作用が強いベンゾジアゼピン系薬（抗不安薬）を使用すれば緩和の余地がありますでしょう．エペリゾン（ミオナール®）などの経口筋弛緩剤はあまり効果がなさそうです．

さて現在も，**よくありがちな鎮痛治療の過ちは，明らかに医療用麻薬の効きが悪い，すなわち「眠気が増悪するのに，痛みも取れない」のに医療用麻薬を愚直に増やしてゆく，**というものです．

私の経験例でも「せん妄」「最近わけがわからない感じになっている」と紹介されてきた症例の中に，何のことはない，**医療用麻薬の過量**であったということが少なくありません．

JCOPY 498-11711

確かに痛みが取れる量まで医療用麻薬は増量すべきですが, p.51 の②と③の痛みの場合は「慎重に」という条件がつくことを忘れないでください.

PEACE（医師向けの緩和ケア教育プログラム）では, アルゴリズムにて, 痛みのタイプに合わせて 2 つの方向性が示されました.

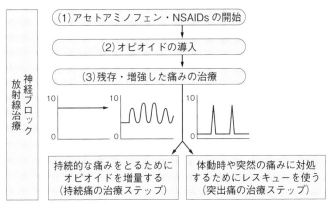

図5 疼痛治療アルゴリズム＜PEACE＞

　内臓痛を中心とした持続痛がメインの場合は, 従来通りのオピオイドの定時量の増量を中心に対応し, 突出痛がメインの場合（特に骨転移痛や, 突出痛が目立つ神経障害性疼痛の場合に）はレスキュー＜痛い時に頓用で服用する薬剤＞を中心に対応し定時量の増量には慎重にという対応となったことがポイントです.

　かつて医療用麻薬は「痛みが取れる量が至適量」という教育がなされてきたため, それの間違った理解で「定時投与量を痛みの性状等にかかわらずにどんどん上げてゆくこと」と勘違いされている医療者がいるので本当にご注意ください. ②や③の疼痛にやみくもにオピオイドを増量することは副作用ばかり増悪させてしまうかもしれません.

　さて, ここから現在, ベストの鎮痛治療をお伝えしましょう.

　まず最初はアセトアミノフェンを開始します.

3

疼痛の治療法

A アセトアミノフェン

ここが間違い！

☛ 以前の（あまり効かない）アセトアミノフェンと同じと思っている．

緩和スペクトル

痛	（癌	神	骨	蠕	筋）	全	食	便
不眠	呼	嘔	妄	胸	腹	腸	浮	静

あだ名	いぶし銀の優しき鎮痛薬
ここが○	適応用量のアップで重要な鎮痛薬に成長．副作用の少なさが魅力的
ここが△	用量の調整で鎮痛状態が変わることの知名度がそれほど高くない
一口アドバイス	中枢性作用なので，NSAIDs と併用可能です．
適応時期	特にⅠ，Ⅱの時期です．

薬 価

アセリオ静注液	1000mg	320円

●ジェネリック

カロナール錠	200mg	6.7円
カロナール錠	500mg	8.8円
カロナール細粒20%	200mg/1g	7.6円

カロナール錠200mgで	3000mg/日は	101円
カロナール錠500mgで	3000mg/日は	53円
カロナール細粒で	3000mg/日は	114円

JCOPY 498-11711

　アセトアミノフェンは，2011 年に高用量投与が認められ，その後，待望の 500mg 錠も使用可能となりました．経静脈投与薬のアセリオ®も使えるようになっています．

　もともとアセトアミノフェンは海外での用量と，本邦での用量に差があることが指摘されてきました．私も 1.5g/ 日という従来の用量で使用していた頃はあまり大きな効果を得ることがなく，「大したことのない」薬剤だと思っていました．

　しかし高用量投与を開始してみると……，これほど印象が変わるのか，というくらいよく奏効します．ぜひとも皆さんにも高用量投与の効果を感じて頂きたく存じます．

　高用量投与に伴う肝機能障害も，同投与が開始前は懸念されていましたが，実際の頻度はそれほど高くなく，概ね安全に使用できます．

　ある文献には（熊谷雄治，他．高用量アセトアミノフェン投与時の肝機能値異常に関する特定使用成績調査データを用いた定量解析．臨床薬理．2016; 47(2): 31-7），肝機能障害は全体で 3%，因果関係が否定できないのが 1%，ALT 値が施設基準上限値 3 倍を超えた症例の使用期間内回復 46% とありますが，私の臨床での実感も似ています．様子を見ていると回復するケースも多い印象です．

　また，肝障害は「用量依存的」と各所で書いてあるのですが，単施設での知見（宮原　強，他．がん疼痛に対する高用量アセトアミノフェンの有効性と肝障害への影響．医療薬学．2016; 42(9): 605-12）で，アセトアミノフェン 2.4g，3.2g，4g/ 日で肝障害発現率は有意差がなかったとのことです．

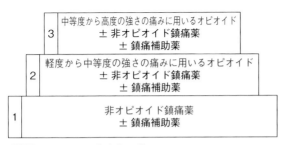

図6　WHO 三段階除痛ラダー

アセトアミノフェンは，上記の WHO の三段階ラダーの第一段階に NSAIDs とともに位置づけられているのでしばしば誤解があるのですが，NSAIDs と異なり末梢性作用ではなく，中枢性作用です．ゆえに，NSAIDs と併用すれば，相加効果を得られることがあります．

　アセトアミノフェンの中枢性作用はまだ解明されていないところもありますが，様々な作用機序を併せ持ち，例えば中枢神経系においてシクロオキシゲナーゼを阻害するなどの作用により鎮痛効果をもたらすと言われています．

　利点は，ずばり，副作用が少ないことです．NSAIDs は投与できない消化管出血がある症例や消化性潰瘍がある症例，腎機能障害がある症例にも使用することができます．

　以前の問題は，高用量の錠剤がないため，例えばアセトアミノフェンの錠剤で高用量投与をすると服用錠数が多くなることがありました．それよりは投与しやすい「散剤」も，粉が嫌いな患者さんにはアドヒアランスが悪くなりがちでした．500mg 錠の発売とともに，その問題の多少の改善は期待されましたが，錠剤の大きさから，好まれない患者さんもいることが残念です．

　また高用量投与の際には，先述したように肝機能障害の出現は必ずしも高頻度ではないものの，定期的な血液検査による肝機能の評価は必要となります．

　私は，肝硬変がある症例には，基本的には投与を回避しています．ビリルビンが上昇しているような高度の肝機能障害症例も同様です．その他の肝機能障害症例には，従来量（1.5g/ 日）で慎重に経過を見ながら使用しています．

　副作用が様々にある NSAIDs より使いやすく，がんの場合には長期投与も相対的にしやすい第一等の薬剤であることは疑いなく，しかも高用量投与は先に述べたように，「結構効くことがしばしばあります」．ただもう一点，**アセトアミノフェンは NSAIDs と異なって，鎮痛・解熱作用はありますが抗炎症作用はありません．ゆえに，例えば炎症が強い骨転移痛などの疼痛には NSAIDs より鎮痛効果が劣るかもしれません．**

　また先に強オピオイドや NSAIDs が使用されている場合に上乗せした場合は，2 日間経過をみて，それで効果がなければ漫然と続けず中止

JCOPY 498-11711

することが推奨されています[1]．またアセトアミノフェンと強オピオイドで症状緩和が得られた場合は，一度中止をして疼痛増悪の有無を見定めて，投与中止のままとするか再開するかを検討することが提案されています．漫然とした長期投与を避けるための工夫の一法です．

いずれにせよ有益な薬剤です．ぜひとも最初に使用してみてください．

そういうわけで，がんの患者さんが疼痛を訴えた時，まず疼痛原因を問わず，下記を始めてみてください．

○アセトアミノフェンを1日3〜4回内服（2.4〜4g/日）．4回投与の際の理想は6時間毎ですが，睡眠を妨げるので，毎食後・就眠前投与でもやむを得ないかもしれません．私も実際には毎食後（1日3回）投与などをよく行っています．朝方の疼痛が増えるようならば，空腹時でも使用可能な利点を活かして，就眠前の使用を追加すると良いでしょう．

アセトアミノフェンとコスト

カロナール錠200mgで3000mg/日は	101円
カロナール錠500mgで3000mg/日は	53円
カロナール細粒で　3000mg/日は	114円

という表からも明らかなように，500mg錠のコストパフォーマンスは圧倒的です．

30日分で，3割負担ならば477円/月です．

しかし錠剤が大きいので，あまり人気ではありません．

粉だと2倍の値段になります．

アセリオはジェネリックがありませんから，1g 320円と高価です．3gだと1日で960円になります．

さて，アセトアミノフェンで苦痛緩和が不十分ならば，次に投与する薬剤は……そう，例のあの薬剤です．

B NSAIDs（非ステロイド性抗炎症薬： Non-Steroidal Anti-Inflammatory Drugs）

ここが間違い！

☞ がんの患者さんには COX-II 選択的阻害薬が第一選択と思っている.

緩和スペクトル

痛（癌 神 骨 蠕 筋）全 食 便
不眠 呼 嘔 妄 胸 腹 腸 浮 静

あだ名	重要な末梢性鎮痛薬. 鎮痛基本薬
ここが○	バランスの取れた鎮痛・解熱・抗炎症作用を持つ.
ここが△	副作用や禁忌症に注意が必要
一口アドバイス	通常用量以上に増やしても副作用だけを増やすと言われています.
適応時期	特にI, IIの時期です.

薬 価

ロキソニン錠	60mg	13.4円
ボルタレンSRカプセル	37.5mg	14.2円
ボルタレン坐剤	25mg	38.8円
ナイキサン錠	100mg	6.8円
セレコックス錠	100mg	69円
ロピオン静注	50mg	215円
レリフェン錠	400mg	29.5円

●ジェネリック

ロキソプロフェンナトリウム錠60mg（各社）	5.7円
ジクロフェナクナトリウムSR（各社）	6.2円
ジクロフェナクナトリウム坐剤25mg・50mg（各社）	20.3円

　アセトアミノフェン高用量投与で効果が不十分ならば，NSAIDs を「重ね」（併用し）ましょう．

　NSAIDs で注意しなければならないのは，禁忌症があることです．主な禁忌は，消化性潰瘍のある場合，重度の腎障害，重度の肝障害，重篤な血液異常，喘息などが挙げられます．このような場合は，次の項目のオピオイド開始となります（アセトアミノフェン併用で）．

　なお潰瘍予防のため，NSAIDs の定時使用の場合は，ミソプロストールか PPI（プロトンポンプ阻害薬）の併用投与を行うのが無難です．したがって，**NSAIDs 開始と同時にいずれかも開始します．**

　消化性潰瘍やその他の合併症に関しての抑制効果に関してはミソプロストールの 800μg/ 日が優れているのですが[2]，下痢などの消化器症状の出現や，添付文書上は 4 回投与でアドヒアランスに影響するなどの不利益があります．

　PPI も消化性潰瘍の予防には有効とされ，1 日 1 回投与であるという利点がありますが[2]，長期投与が問題になる（例えば骨折が増えるとされている）との報告も出てきていますし，結論は出ていないものの，PPIが肺炎や偽膜性腸炎のリスクを増やすとの報告もあります．

　忍容性があればミソプロストール，そうでなければ PPI が検討されるでしょう．

　現在 PPI で，NSAIDs による消化性潰瘍の再発抑制にて保険適応が通っているのは，エソメプラゾール・ランソプラゾールの 15mg・ボノプラザンです．ジェネリックがあるランソプラゾール 15mg〔23 円（ジェネリック）〕に比べて，それがないエソメプラゾール〔117.3 円〕や，新機序のボノプラザン〔130.3 円〕は高価であり，通常はランソプラゾールが考慮されるでしょう．なおミソプロストール 200μg 4 錠 / 日は，124.8 円です．

　心配される消化性潰瘍やそれに伴う消化管出血ではありますが，エソメプラゾールやランソプラゾールなどの PPI などをきちんと併用すれば，潰瘍の頻度も大きく下がると思われます（私の経験では PPI を併用し，がん性疼痛の治療目的で NSAIDs を投与した患者さんに吐下血を起こすような NSAIDs 潰瘍が発生したことはありません）．

　一方で PPI にも長期投与にて種々の問題を起こす可能性が指摘されて

いるため，がん性疼痛治療においては，消化性潰瘍の対策にて PPI 等の薬剤を併用することが推奨される NSAIDs よりもアセトアミノフェン投与のほうがまず推奨されるでしょう．そして NSAIDs も漫然とは継続せず，疼痛が落ち着いている場合はアセトアミノフェンやオピオイド単独治療にすることが推奨されるでしょう．それによって PPI 等も中止可能ともなるためです（ただ骨転移痛など NSAIDs が鎮痛に重要な役割を果たす病態では中止で疼痛増悪することもあり熟慮もまた必要です）．もともと NSAIDs にはがん性疼痛の使用に関してエビデンスの点での脆弱性も指摘されており (Oral nonsteroidal anti-inflammatory drugs (NSAIDs) for cancer pain in adults Cochrane Database Syst Rev. 2017; 2017(7): CD012638)，効く例は間違いなくありますが，むやみな長期投与も禁物です．

　なお NSAIDs 潰瘍を予防すると言われているのは，PPI 投与かミソプロストール（サイトテック®）投与，あるいは高用量の H_2 ブロッカー投与とされており，巷でよく行われていたムコスタ®やセルベックス®などの粘膜保護剤併用ではまず予防効果はないと思われるので，その点注意が必要です．このうち，PPI は 1 日 1 回内服で 24 時間以上の効果持続が期待できるため，効果のみならず，アドヒアランスの点で好適です．サイトテック®は胃腸障害の副作用と投与回数の多さがネックになり，高用量 H_2 ブロッカーはせん妄の危険性があることと腎排泄性の薬物であるため腎障害をもつ方への投与には用量の調節が必要なことなどが足かせになるので，私は実際には PPI を多く処方しています．一方で，確かに胃酸を長期間低分泌に保つことは，予期せぬ影響を身体に与える可能性があることは推測されるので，様子をみてなるべく PPI ＋ NSAIDs の長期投与を避ける配慮も必要でしょう．

　PPI の開始時期ですが，NSAIDs の通常用量での定期投与の場合は当然開始するべきでしょう．また確たるデータはありませんが，NSAIDs を毎日 1 回以上使用するようになれば，先行して予防投与開始が良いと思われます．また，NSAIDs は坐剤だからといって，**潰瘍の頻度は下がらないことに注意が必要です．投与経路の如何は潰瘍発生の頻度に関係しません．**ゆえに坐剤の場合も，静脈注射の場合も，PPI 等の予防措置は必要です．

JCOPY 498-11711

NSAIDs の選択ですが，ずばり言えば，**基本的にはロキソプロフェン
を使用すれば良いでしょう．効果，奏効開始時間の早さ，副作用等で他
薬より総合的に見て優れていると考えています．**

　痛みの他に腫瘍熱が存在する場合は，ナプロキセン（ナイキサン®）を
使用しても良いです．ナイキサン®は腫瘍熱に効果があるとされるため
です．

　セレコックス®（セレコキシブ）は悪液質や食欲不振に対して，メド
ロキシプロゲステロンとの併用で用いられる報告が散見されるようにな
ってきています．印象としてはがんの患者さんの鎮痛効果そのものに関
してはロキソプロフェンやジクロフェナクのほうが上回るようです．

　NSAIDs の効力差については，存在するという意見と，1 剤からある
1 剤へ変更しても変わらないという意見があります．個人の意見ですが，
COX-II 選択的阻害薬はその半減期の長さゆえか，患者の体感として苦
痛軽減が弱い印象もあり，私はあまり使用しません．実際 COX-II 選択
的阻害薬からロキソニン®等の非 COX-II 選択的阻害薬に変更するとそ
れだけでも疼痛が緩和される症例も存在します．

　さらに血栓形成促進への懸念から，コキシブ系 COX-II 選択的阻害薬
は心血管イベントのリスクが高い事例には使用するべきではない[1]とい
う見解もあるので，それは知っておかれると良いでしょう．

　実はジクロフェナクは結構な COX-II 選択的「的」な薬剤です．

　COX-II 選択的阻害薬は上部消化管合併症のリスクが高い患者に向い
ており，つまりジクロフェナクやセレコキシブはそれに該当します．

　一方で，COX-II 選択的阻害薬は血栓のリスクが相対的に高いため，
心血管イベントのリスクが高いケースには，ロキソプロフェンやナプロ
キセンなどの，COX 非選択的な薬剤が向いています．

　ナブメトン（レリフェン®）は消化性潰瘍のリスクが他薬より低く，予
防投薬の必要がない[1]ことが利点とされています．

　さらに，ここも重要ですが，NSAIDs には有効限界（ceiling effect）
が存在し，**添付文書に掲載されている通常用量以上に増やしても，鎮痛
効果は増強しないとされています．**最近少なくなりましたが，たまにロ
キソプロフェンを 1 日 4 回内服とか 6 回内服とかしている症例を以前は
見かけました．**通常用量以上に増やしても，副作用の頻度が増えるのみ**

とされており，推奨できません． NSAIDs の通常用量での定時投与で鎮痛困難な場合は，オピオイドの併用に移行するべきでしょう．もちろん明らかな内臓痛でオピオイドがよく効きそうな場合は，時には NSAIDs をとび越してオピオイドを開始することもあります．

　最近 WHO の三段階がん疼痛除痛ラダーがエビデンスの点で基盤が決して強固ではないことを指摘されるようになってきています．緩和医療学会の出している『がん疼痛の薬物療法に関するガイドライン 2014 年版』でも「非オピオイド鎮痛薬を投与されている患者にオピオイドを開始する場合に，非オピオイド鎮痛薬を中止した場合と中止せずに併用した場合のどちらが鎮痛効果がよいかは不明である (p.152)」，また「中等度以上のがん疼痛のある患者に対して，弱オピオイドを最初に投与し鎮痛効果が不十分であれば強オピオイドを投与する方法と，強オピオイドを最初から投与する方法とは，いずれも，安全で有効である」と記載されており，従前のように三段階除痛ラダーを必ず順守することはいかなる場合でも正解とは言えないという状況があります．それは頭の片隅においておかれても良いでしょう．とはいえ，もちろん臨床の現場では，オピオイドと NSAIDs を併用することで鎮痛状態が改善する事例があることは気にとめておかれると良いと思います．

　最後に，NSAIDs は抗炎症作用から，骨転移痛の際はあったほうが良い鎮痛薬と考えてください．オピオイド単独での効果不十分な際は，禁忌がない限りは用いてゆくのが良いでしょう．

　なお 2021 年，がん疼痛に適応があるジクトルテープが 1 日 1 回貼付の NSAIDs として承認されました．今後使い勝手の良い貼付薬として繁用されるでしょう．

JCOPY 498-11711

▶処方例

① ロキソニン® 　3 錠　分 3　毎食後
② ボルタレン®坐剤 25mg　1 日 3 回挿肛
③ ロピオン®　1 アンプル＋生理食塩水 20mL を 1 日 3 回
　 ゆっくりと静脈注射
＋（上記と併用して）
④ ランソプラゾール OD 錠 15mg　分 1　朝
※①で朝方の痛みが出る場合
⑤ ジクロフェナク SR カプセル 37.5mg　2 カプセル　分 2　朝夕

NSAIDs とコスト

　PPI とミソプロストールのコストは文中に述べましたが，NSAIDs の定時投与はこれらの薬剤が消化性潰瘍予防に必要になるので，それを合わせたコストが必要になります．

　ロキソプロフェンナトリウムの 1 日分は 3 割負担ならば 5 円です．

　ジクロフェナクナトリウム SR の 1 日分の 3 割負担は 4 円と安価です．

　実はアセトアミノフェン（最安の 500mg 錠 3 割負担でも，477 円 / 月）よりも断然安いのですが，副作用のことと，予防投薬のことがあります．

　予防薬の最安であるランソプラゾール OD 15mg の 1 月分（3 割負担）は 207 円ですから，それを足すと 330 〜 360 円 / 月にはなりますね．それでもアセトアミノフェンの最安よりも安価です．

　ナイキサンは 300mg/ 日だと腫瘍熱の抑制に不十分なことがありますが，600mg/ 日の使用だとロキソプロフェンナトリウムやジクロフェナクナトリウム SR より 2 〜 3 倍 / 日の値段となります．

　レリフェンはジェネリックがないのでより高価ですが，消化性潰瘍の予防薬の使用を行わないとすれば，531 円（1 月分．3 割負担）で，アセトアミノフェン高用量のコストとそれほどは変わらなくなります．

　セレコキシブは 2 回投与なので，100mg を 1 日 2 回だと 41 円 / 日（3 割負担）とかなり高価で，1242 円（1 月分．3 割負担）と他よりはずっと高くなります．

C オピオイド

ここが間違い！

- 増やせばどんな痛みも取り除けるのがオピオイドと思っている.

緩和スペクトル

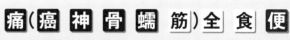

痛（癌 神 骨 蠕 筋）全 食 便
不眠 呼 嘔 妄 胸 腹 腸 浮 静

あだ名	緩和の通常戦力. 緩和医療の主 " 薬 "
ここが○	もちろん医療用麻薬なくして緩和なし. 疼痛における最重要プレーヤー
ここが△	うまく使いこなしてくれる人がなかなかいないこと
一口アドバイス	その疼痛は本当にオピオイドが効きますか？
適応時期	特に I, II の時期です.

　オピオイドとは，中枢神経系などに存在しているオピオイド受容体に作用する化学物質の総称です. 薬理作用の 1 つとして鎮痛効果があり，痛みの治療に使用します. オピオイドの中には当然モルヒネなどの医療用麻薬が含まれますが，トラマドールや 1%のリン酸コデインなど医療用麻薬ではないものもあります.

　この本は実践的な本を目指していますので，あれも良い，これも良い，というような建前論は避けたいと思います. 特にオピオイドは種類があります. 私だったらどれを使うか，というところで，忌憚なく述べます.
　まず WHO の三段階ラダーを思い出してください（p.55, 図 6 参照）.
　まず使用しない薬剤を述べます.

64

JCOPY 498-11711

ペンタゾシンはがん性疼痛の治療に推奨されていません。添付文書上の適応はありますが、使用は避けましょう。依存性の形成が起きやすいので、後に厄介なことになり得ます。**ペンタゾシンは使わない**。よろしくお願いします。

また歴史的に使用されてきましたが、現在はがん性疼痛の鎮痛薬として役目を終えた薬を挙げます。WHO の第二段階で使用されてきた、**リン酸コデインです。これもがんの鎮痛治療には使用しない（使用する必要がない）**、と覚えてください。ブプレノルフィンは有用な可能性が示唆されていますが、使い勝手の良い貼付剤はがんへの保険適用がありません。かと言って、適用があるのは坐薬と注射薬なので使い勝手がよくありません。

ペンタゾシンとブプレノルフィンはその邪魔する作用は異なりますが、両剤とも他のオピオイドの作用の邪魔をしうるので使用しないほうが無難です。

私はまずオキシコドンで開始します。

けれども第二段階を経るのならば、トラマドールを使用すると良いでしょう。

薬 価			
トラマールOD錠	25mg	34.7円
ワントラム錠	100mg	107.7円
トラマール注	100mg	101円
トラムセット1錠（トラマドール37.5mg,		
	アセトアミノフェン325mg）	53.3円
＜※ただしトラムセットはがん性疼痛の適応なし＞		

トラマドールはオピオイドの μ 受容体への作用と下行性抑制系への作用を併せ持っています。

トラマドールの投与総量の 1/5 量が、内服モルヒネ換算量です。けれどもそれだけの効果がないことがしばしばあります（1/10 量という指摘もあり、私もそれくらいに感じます。実際、換算時は 1/10 で計算しています）。

投与方法は添付文書通りで、トラマール®OD は「1 日 100 ～ 300mg

を 4 回に分割経口服用する．なお，症状に応じて適宜増減する．ただし 1 回 100mg，1 日 400mg を超えないこととする」です．徐放製剤のワントラム®もあります．トラマール® OD は 25mg を 1 日 4 回で開始し，25mg 4 錠／日・分 4 → 8 錠／日・分 4 → 12 錠／日・分 4 と増量すれば良いでしょう．ワントラム®は 100mg ずつの増量となります．レスキューは「トラマール®（25mg）1 回 1 錠，2 時間以上あけて追加投与可，1 日 4 回まで」とすれば良いでしょう．推奨レスキュー量は，1 日定時総量の 1/4 ～ 1/8 とされています．

　トラマドールは注射薬のトラマール®注がありますが，内服：注射の換算比は 1：1 です．添付文書の記載と異なり，持続静注や持続皮下注射で使用されます．注射薬はなんと経口薬よりも同力価の薬価は安いです．

　オピオイドの 2 大副作用「嘔気・嘔吐」と「便秘」がモルヒネやオキシコドン（従前の呼び名で言う"強オピオイド"．現在は中等度から高度の痛みに用いるオピオイド）より軽度であることをはじめ，一般にそれら薬剤よりその他の副作用も軽度ということもあり，また**医療用麻薬指定ではないため**，「使用しやすい」というのが利点です．

　しかしながら，最終的にはトラマドールで疼痛マネジメントが困難な症例も少なくないことから，私は投与量の変更で従前の呼び名で言う"弱オピオイド"から"強オピオイド"へと変わる薬剤である，オキシコドンで開始することも多いです．

　ただトラマドール自体の様々な意味での有用性は確立しており，アセトアミノフェン＋／－ NSAIDs で症状緩和が不十分な際に，まず追加することが推奨されるでしょう．

トラマドールとコスト

トラマドール OD 25mg の 1 日分 4 錠は 139 円です．
ワントラムはそれよりも安価で 108 円です．
ワントラム 100mg を 30 日分，3 割負担で 972 円／月となります．
ただ基本的にトラマドール以降のオピオイド薬は，至適用量が人・疼痛ごとに

JCOPY 498-11711

異なるため，基本的には増量する薬剤です．
　すると，例えば強オピオイドへの切り替えを考慮するくらいの用量である，
300 ～ 400mg/ 日ともなると，3000 ～ 4000 円 / 月程度（3 割負担の場合）
となり，負担が重くなります．
　アセトアミノフェンと NSAIDs を継続するとプラスして 1000 円 / 月程度かか
りますので，ひと月の疼痛緩和のコストとしてはある程度の値段となります（も
ちろん疼痛緩和に金銭は替えられないことは個々の例ではあるでしょうが）．

　　　現在，"強オピオイド"は主に 4 種類あります．それぞれは作用する
オピオイド受容体が異なります（表 5）．

表5 強オピオイド 4 種の作用受容体と特徴

	モルヒネ	オキシコドン	フェンタニル	ヒドロモルフォン
受容体	μ（μ1，μ2） κ δ	μ（μ1，μ2） κ	μ（μ1）	μ（μ1，μ2） δ
特徴	代謝産物のM3G, M6Gが腎機能障 害時には蓄積す るためその際の 使用には高度な 配慮が必要（避け たほうが良いこ とも多い）	副作用はモルヒ ネとほぼ変わり はない． 腎機能障害があ っても使用可能 だが高度の腎障 害時は使用を避 ける．	脂溶性なので 貼付剤がある． 腎機能障害が あっても使用 可能．	モルヒネに類似 しているが腎機 能障害時でも注 意して使用可能．

　　　メサドンが 2013 年から"強オピオイド"に加わりましたが，本剤は
専門家以外に使いこなすのがやや困難と思われます．ただし NMDA 受
容体拮抗作用という他のオピオイドにはない作用があるので，施設によ
ってはメサドンへの変更や併用が施行されています．濃度の上昇が緩や
かなので，疼痛緩和が早期に成った場合は減量が必要になることや，
QT 延長からの致死的不整脈のリスクがあるため心電図の定期的なチェ
ックが必要になるなど，諸配慮が必要です．ただしオピオイド抵抗性の

難治の痛みにも効きうる点はかえがたいメリットであり専門家に相談してみるのも手です.

　さらにタペンタドールが本邦で使用可能な5番目の強オピオイドとして加わり，下行性抑制系への作用を併せ持つことや便秘が少ないことが利点とされています. 神経障害性疼痛の場合などに検討されるでしょう. レスキューはオキノームなど他オピオイドの速放性製剤を使用しなければいけないことなどが煩瑣です.

　2017年にヒドロモルフォンの，徐放性製剤ナルサスと，速放性製剤のナルラピドが第6の強オピオイドとして加わりました. ヒドロモルフォンはモルヒネ類似薬であり，また腎機能障害時にも安全に使用することができる[3]とされていますが, ヒドロモルフォンの代謝物であるH3Gの腎不全時の濃度上昇も指摘されています[4]. 質の高い研究はないため, ヒドロモルフォンも「モルヒネ」も軽度から中等度の腎機能障害においては神経毒性を慎重に観察しながら使用することも考えられる由がシステマティックレビューにて示されています[5]. 中等度，高度の腎障害ではAUC（血中濃度時間曲線下面積）がそれぞれ2倍，4倍となり，高度の腎障害では半減期も2倍になるとされ用量調節が必要です. なおヒドロモルフォンの注射薬は高濃度であるため, 高用量の皮下注射を行うことができるという利点があります.

　以上より現在においては，まずはモルヒネ，オキシコドン，フェンタニルの3者＋ヒドロモルフォンの計4者を使いこなせればほとんどの医療者にとって問題ないと思います.

　この4者は，いつものスペクトルで解説します.

JCOPY 498-11711

D　モルヒネ

ここが間違い！

☛ オピオイドと言えば第一選択はモルヒネだと思って
いる.

緩和スペクトル

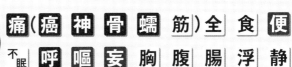

あだ名	ザ・緩和．緩和と言えばモルヒネ
ここが○	呼吸困難にも効く．
ここが△	現在は昔の役目は終えている．腎機能障害時の使用には注意
一口アドバイス	今は第一選択薬ではありません．
適応時期	特にⅠ, Ⅱの時期です．
注射	皮下投与可能

薬　価

モルヒネ塩酸塩錠	10mg	128.1円
オプソ内服液	5mg	115.6円
オプソ内服液	10mg	213.7円
アンペック坐剤	10mg	320.1円
MSコンチン	10mg	245.6円
MSコンチン	30mg	713.5円
モルペス細粒	20mg/1g	401.8円（GE）
モルヒネ塩酸塩注	10mg/1mL（各社）	305円

現在はオキシコドンとフェンタニルという新しい双璧がいます．ゆえに緩和医療の主“薬”としての役割は終わっています．腎機能障害時に使いづらいことも，他のオキシコドンとフェンタニルより劣っています．しかも 2017 年から使用可能となったヒドロモルフォンはモルヒネ類似薬かつ腎機能障害時にも慎重に使用可能なので，今後はモルヒネがヒドロモルフォンに置き換わっていく可能性があります．

　モルヒネは呼吸困難にも奏効するという強みがかつてありました．しかしオキシコドンも呼吸困難に奏効するという知見の集積とともに，日本緩和医療学会での呼吸器症状の緩和に関するガイドライン（2016 年版）でも呼吸困難に対しては，モルヒネの全身投与が困難な場合に代替として，という但し書きのもとに，オキシコドンが弱い推奨に格上げになっています．フェンタニルに関しては，非推奨のままです．

　また δ 受容体などにも奏効するため，他の薬剤より作用する受容体が多く，そのために副作用も多いわけですが，そのためにこそ鎮痛効果が上回るかもしれません．ゆえに上級者は，オキシコドンやフェンタニルに少量のモルヒネを重ねたりすることもありますが，オピオイドの併用は，十分にオピオイドに習熟している専門家に相談するのが良いでしょう．オピオイドの併用を考えるということは，難治性の疼痛が考えられるわけですから，**オピオイド増量だけで対応し続けてはいけない痛みかもしれない**のです．私自身もめったにオピオイド併用療法は行いませんが，例外は疼痛をオキシコドンやフェンタニルで良好にコントロールできている症例に呼吸困難が出た場合です．そのような際は少量のモルヒネを併用したりすることもあります．呼吸困難に対する治療はまた後の項で示します．

　とにかく，現在のモルヒネの位置づけは **「呼吸困難があって，疼痛もある症例」であり，それ以外に積極使用することはあまりない**，と覚えてください．レスキューで言えば，フェンタニル貼付剤使用中の，経口摂取不能例で，レスキューを坐剤で使用する場合は「モルヒネ坐剤」を使用したりなどがしばしばあります．いずれにせよ，モルヒネの役割はかなり限定的になったと考えるべきでしょう．

　ただし現在も，オピオイドの力価は内服モルヒネに換算して判断することがよく行われており，使う頻度はともかくとして，オピオイドの歴

JCOPY 498-11711

史的な代表薬であり，一つの基準であることも変わりはないでしょう．

　なおモルヒネは咳嗽に対しても奏効します．よく知られた鎮咳薬であるコデインよりその効果は強いです．咳嗽が強い症例にも使用を考慮すべき薬剤と言えるでしょう．

　コデインは CYP2D6 によって代謝されることでモルヒネになって効果を示しますが，日本人の 2 〜 4 割は活性が弱く，モルヒネへの変化が不十分な可能性があります．当たり前ですが，モルヒネはその心配がありません．

モルヒネとコスト

　塩酸モルヒネ錠 10mg　128.1 円に対して，オプソ 10mg は 213.7 円と 1.7 倍位オプソのほうが高いです．

　ただ最高血中濃度到達時間は，モルヒネ水溶液は速放錠よりも 3 倍短い（水溶液 0.5 時間，速放錠 1.5 時間）です（武田文和，他監訳．トワイクロス先生のがん緩和ケア処方薬．医学書院；2013．p.347）．

　皆さんは患者だったらどちらの薬剤を選びますか？

　おそらく価値観によっても異なるものだと思います．

E オキシコドン

ここが間違い！

☛ オキシコドンはモルヒネよりずっと副作用が少ない
と思っている.

緩和スペクトル

痛（癌 神 骨 蠕 筋）全 食 便
不眠 呼 嘔 妄 胸 腹 腸 浮 静

あだ名	初期開始オピオイドの定番
ここが○	バランスの取れた強オピオイド
ここが△	便秘はモルヒネとほぼ同等. 決して副作用は軽微な
らず.
一口アドバイス	今は定番中の定番薬
適応時期	特にI, IIの時期です.
注射	皮下投与可能

薬 価

オキシコンチンTR錠	5mg	130.4円
オキシコンチンTR錠	10mg	244.7円
オキシコンチンTR錠	20mg	453.3円
オキシコンチンTR錠	40mg	831.5円
オキノーム散	2.5mg	56.8円
オキノーム散	5mg	114.2円
オキノーム散	10mg	226.8円
オキノーム散	20mg	471.4円
オキファスト注	10mg	317円

72

JCOPY 498-11711

●ジェネリック

オキシコドン錠	2.5mg	53.4円
オキシコドン錠	5mg	98.2円
オキシコドン錠	10mg	179.3円
オキシコドン錠	20mg	334.1円
オキシコドン徐放錠 （あるいはカプセル）	5mg	97円
オキシコドン徐放錠 （あるいはカプセル）	10mg	179.8円
オキシコドン徐放錠 （あるいはカプセル）	20mg	327円
オキシコドン徐放錠 （あるいはカプセル）	40mg	598円

　オキシコドンは，モルヒネの地位に取って代わりました．

　その利点は，バランスの良さです．

　まず軽度～中等度の腎機能障害があっても使用できます．呼吸困難にも効く可能性があり，ガイドライン上でもモルヒネが使用できない場合の推奨薬になりました．ただ，明らかに呼吸困難がある症例は（使用できるならば）まずモルヒネを使うべきでしょう．

　副作用は便秘に関してはモルヒネと同等かそれ以上と言われていますが，その他はモルヒネと同等かより少ないと言われています．

　そう，こうやって考えると，モルヒネと比べて総合的に利点が多く，モルヒネを第一選択とする理由がなくなったのはこのオキシコドンの力です．

　現在はレスキューのオキノーム®（粉です），注射薬のオキファスト®を加え，坐剤がないこととレスキューが粉※で，かつ多めになり得ること以外に目立った欠点がありません．ただ，最高血中濃度到達時間が1.7～2.1時間と，他の医療用麻薬の速放性製剤と比べると少々遅いことは，時に効きの遅さとして体感される患者さんがいることと関係してはいますでしょう．

　覚えておくべきことは，オキシコドンの内服薬はモルヒネ内服薬の力価1.5倍，注射薬のオキファスト®はモルヒネ内服薬の力価2倍です．つ

まり内服モルヒネ 60mg（この量が換算を覚える際の基本量です）はオキシコンチン®（オキシコドンの内服薬）の 40mg，オキファスト®の 30mg となります．

※ただし，オキシコドン速放製剤のジェネリックが錠剤で使用可能となってはいます．

オキシコドンとコスト

換算比は後述しますが，モルヒネの徐放製剤である MS コンチン 60mg ＝オキシコドン 40mg なのですが，MS コンチンは 1427 円なのに対して，オキシコンチンならば 907 円，GE ならば 668 円と安く，GE ならば同力価で半額以下ということになります．

まだ速放性製剤においても，同力価換算だと

（安）モルヒネ塩酸塩錠 128 円＜オキノーム散 152 円＜オプソ水溶液（※モルヒネ水溶液）214 円

〔算出根拠：オキノーム 5mg ＝内服モルヒネ換算 7.5mg．10 ÷ 7.5 ＝ 1.33 であり，それに 114.2 円をかけて，モルヒネ塩酸塩錠の 10mg やオプソの 10mg と比較した．するとオキノームのモルヒネ換算 10mg 当たりの金額は 152 円となる〕

という立ち位置にあります．

JCOPY 498-11711

F フェンタニル

➡ 副作用が少ないので安心だと思っている.

緩和スペクトル

痛（癌 神 骨 蠕 筋）全 食 便
不眠 呼 嘔 妄 胸 腹 腸 浮 静

あだ名	貼れる強オピオイド
ここが○	何といっても，貼れること
ここが△	副作用が少ないため，安易に増量されること
一口アドバイス	オキシコドンと並ぶ現在の医療用麻薬治療の双璧です.
適応時期	特にI，IIの時期です.
注射	皮下投与可能

薬 価

デュロテップMTパッチ	2.1mg	1718.7円
デュロテップMTパッチ	4.2mg	3073円
デュロテップMTパッチ	8.4mg	5821.2円
デュロテップMTパッチ	12.6mg	8360.9円
デュロテップMTパッチ	16.8mg	10201.7円
フェントステープ	0.5mg	278.8円
フェントステープ	1mg	518.9円
フェントステープ	2mg	964.7円
フェントステープ	4mg	1801.3円
フェントステープ	6mg	2597円

フェントステープ	8mg	3361.1円
ワンデュロパッチ	0.84mg	525.6円
ワンデュロパッチ	1.7mg	1000.8円
ワンデュロパッチ	3.4mg	1860.6円
ワンデュロパッチ	5mg	2642.1円
ワンデュロパッチ	6.7mg	3436.9円
フェンタニル注射液	0.1mg	276円

●ジェネリック

フェンタニル3日用テープ	2.1mg	1213.7円
フェンタニル3日用テープ	4.2mg	2245.4円
フェンタニル3日用テープ	8.4mg	4137.6円
フェンタニル3日用テープ	12.6mg	5855.1円
フェンタニル3日用テープ	16.8mg	7662.7円
フェンタニル1日用テープ	0.84mg	260.9円
フェンタニル1日用テープ	1.7mg	488円
フェンタニル1日用テープ	3.4mg	901.7円
フェンタニル1日用テープ	5mg	1335.9円
フェンタニル1日用テープ	6.7mg	1676.1円
フェンタニル注射液	0.1mg	195円

　フェンタニルは「貼付剤」があることが全てです．

　貼って内服薬と同じ効果があるのですから，すごいです．しかも最近はシールのようになっています．

　医療用麻薬は飲みたくない，と言っていた患者さんが，この製剤はいいよと仰ってくださることもあるのが不思議です．経口薬のほうが「体内に入れる」という感覚があるのでしょうか．

　もう1つ利点があります．フェンタニルはオピオイド$\mu 1$受容体を中心に作用します．ゆえに副作用はモルヒネ≧オキシコドン≫フェンタニル，といった感じです．特に**便秘は軽いので，モルヒネやオキシコドンで便秘が強い症例のオピオイドスイッチング（オピオイドの種類の変更）にしばしば使用されます．ただ"便秘にならない"わけではないので注意は必要です．**

JCOPY 498-11711

フェンタニルは腎機能障害時でも通常使用可能です（高度の腎障害時,透析時でも使用できます）. 一方, 呼吸困難にはあまり効きません.

欠点は, 副作用が少ないゆえにこそ, 過剰な増量をされることがあることです. 内服薬ならば過量投与で眠気が強くなれば飲めなくなることが安全弁として働きますが, 貼付剤は貼れてしまいますから注意が必要です.

しかも良い感じに（？）表記の mg 数が少ないので, たいして使用していないような印象を受けますが, 実際は mg 数が少なくても結構な量を投与していることになります. 逆に, 「こんな少ない mg 数で効くの？」等と不安になる患者さんもいますから, 換算した量での目安を教えると良いでしょう.

しかし私の経験でも, 昔の話ですが, 現在のデュロテップ®MT パッチ 2.1mg（＝内服モルヒネ換算 30mg/ 日）相当量でも強度の精神症状をきたし, なんと「統合失調症」とされていた症例が, 私の当時の勤務病院に転院後同薬を中止したところ, まったく普通の方に戻った症例や, それこそ骨転移痛や神経障害性疼痛にデュロテップ®MT パッチ 16.8mg（＝内服モルヒネ換算 240mg/ 日）を 3 枚（！）や 5 枚（！！）など貼られて「せん妄」で転院してきた症例もありました.

このような事例があるからこそ, 反応が悪いにも関わらずオピオイド単独で増量し続けてはいけない疼痛を本章冒頭で明記しました. 骨転移痛や神経障害性疼痛にやみくもにフェンタニルを増量してゆくのは得策ではありません.

現在は 3 日製剤のデュロテップ®MT パッチと 1 日製剤のフェントス®テープがあります（厳密にはそれぞれを出している製薬会社の, 1 日製剤と 3 日製剤がありますので, もう 2 種類あります）. さらにジェネリックの薬剤も出ています.

病院での管理しやすさや,「お風呂の時に剥がして, 入浴後に貼り替えましょう」という勧奨が毎日お風呂に入る清潔好きの国民性に合致しているためか, 1 日製剤が好まれていますが, 私は在宅医療をしている際に独居の高齢者のデュロテップ®MT パッチを訪問診療医と訪問看護師で貼り替えて最後まで診療した事例があり, あくまで患者さんやご家族の好みや管理しやすさに委ねられるべきでしょう.

内服モルヒネ換算 60mg/ 日が，デュロテップ®MT パッチ 4.2mg/3 日であり，フェントス®テープ 2mg/ 日で，それを基準に乗除すれば換算できるはずです．この 4.2 とか 2 とかの数字が少ないことも心理的抵抗感を減らしていますから要注意です．例えばフェントス®の 8mg は実に内服モルヒネ換算 240mg なのです．むやみやたらと増量するのは避けるべきです．

　また半減期が長い薬剤ですから，調節性は劣ります．添付文書上も，他の強オピオイド（実質的にはオキシコドン）で至適用量を決めた後に切り替えるべきことを念頭に，「切り替え」て投与すべし，とされていました．現在は 0.5mg 製剤限定で最初から始めても良いことになりました．

　またフェンタニル貼付剤使用時の注意として，フェンタニルは脂溶性に富むため脳内移行性がモルヒネ等よりも高く，そのためフェンタニルはモルヒネやオキシコドンよりも用量反応曲線が急勾配であり，わずかな用量の変化で強い作用が出現してくることがあるとされています．そのこともあるため，オピオイド未使用の患者さんにいきなり貼るのは避け，他のオピオイドからの切り替えが推奨されているということがあります．繰り返しですが例外として最小用量の 0.5mg に関してははじめから使っても良いことにはなっています．

　オピオイド未投与の患者さんへの最初からの投与や急な増量で，呼吸抑制をきたす可能性が否定はできないとされています．したがって，私も増量時においては，煩雑さはありますが，フェンタニル貼付剤は最小量刻みの増量（デュロテップ®MT パッチなら 2.1mg 刻み，フェントス®テープなら 1mg 刻み＝どちらも内服モルヒネ換算 30mg 刻み）を推奨しています．

　他にもいくつかの注意点があります．

　まず 1 つは，貼付剤は貼った後に 30 秒間しっかり手掌で押さえつけること，貼付剤を取り扱う人は薬剤放出面に触れないこと，貼付後すぐに手洗いを行うこと，などの貼る際の注意点があります．

　もう 1 つは貼付部位の温度が上がると吸収量が増加して過量投与となるリスクがあります．熱い温度の入浴，サウナ，貼付部位の電気毛布・湯たんぽでの加温は避け，患者さんの高熱などの際も様子をしっかり見る必要があります．

JCOPY 498-11711

フェンタニルとコスト

内服モルヒネ 60mg/ 日で考えてみましょう.

モルヒネである MS コンチン 30mg を 1 日 2 回だと，前述したように 1427 円です.

ジェネリックのモルペス細粒 6% で 1g 中の 60mg だと，1205 円です.

内服モルヒネ 60mg ＝オキシコドン 40mg です.

オキシコンチン錠 20mg　453.3 円× 2 ＝ 906.6 円
ジェネリックのオキシコドン徐放錠（あるいはカプセル）
　　　　　　　20mg　334.1 円× 2 ＝ 668.2 円

それと同力価の貼付剤は
デュロテップ MT パッチ　　　4.2mg　　　3073 円（1 日あたり 1024 円）
フェントステープ　　　　　　2mg　　　　965 円
ワンデュロパッチ　　　　　　1.7mg　　　1001 円
GE だと
フェンタニル 3 日用テープ　　4.2mg　　2245.4 円（1 日あたり 748 円）
フェンタニル 1 日用テープ　　1.7mg　　　488 円
となります.

意外にも，最安は後発品のフェンタニル 1 日用テープ 1.7mg の 488 円です.

ジェネリックのオキシコドンも 668 円とそれに次ぐ安さですが，それよりも安いですね.

最高値である MS コンチンの 30 日分 3 割負担は 12843 円です.

最安値であるフェンタニル 1 日用テープ 1.7mg の 30 日分 3 割負担は 4392 円です.

同じ内服モルヒネ換算 60mg/ 日でも値段はこんなに違うことは皆さんご存知でしたか?

G ヒドロモルフォン

ここが間違い！

☛ ヒドロモルフォンは特別な新薬だと思っている.

緩和スペクトル

痛（癌 神 骨 蠕 筋）全 食 便
不眠 呼 嘔 妄 胸 腹 腸 浮 静

あだ名	モルヒネ改
ここが○	腎機能障害があっても一応使える.
ここが△	高度の腎機能障害があると濃度が上がり半減期が延びる.
一口アドバイス	モルヒネの代替薬として，取って代わるかも
適応時期	特にI, IIの時期です.
注射	"濃い"および濃さが2段階あるので用量注意.

薬価

ナルサス錠	2mg	206.6円
ナルサス錠	6mg	540円
ナルサス錠	12mg	990.2円
ナルサス錠	24mg	1815.8円
ナルラピド錠	1mg	112.6円
ナルラピド錠	2mg	206.6円
ナルラピド錠	4mg	378.8円

　ヒドロモルフォンは日本では2017年に発売されましたが，海外では80年以上使用されている薬剤で，実は世界では昔からある薬剤です．それゆえに，何か新しい傑出した薬効があるわけでもありませんが，評価

80

の確立したオピオイドとして安心して使用することができます．

　薬剤の構造はモルヒネに類似しており，薬効も似ています．したがって鎮痛効果の他，鎮咳効果もあるとされ，呼吸困難にも奏効しうる可能性があります．

　モルヒネと比較した際の利点は，腎機能障害時の代謝産物の蓄積がモルヒネほどは問題にならないということです（ただし，全く問題にならないというわけでもないです）．それゆえに，用量調節を行えば腎機能障害のある患者さんにも使用可能で，モルヒネや，代謝されてモルヒネになるコデインほどは使用に慎重にならなくて良い点が利点と言えるでしょう．

　また中等度〜高度の肝機能障害時でも AUC の上昇や半減期の延長が認められるとされ，注意が必要です．

　速放性製剤の導入が併せてなされなかったことも使い勝手及び普及に影響したのではないかというタペンタドールと異なり，ヒドロモルフォンは徐放性製剤のナルサスと，速放性製剤のナルラピドが併せて使用可能となりました．ナルサスは 1 日 1 回製剤であることも，アドヒアランス上の利点はあるでしょう．

　ナルサスの最高血中濃度到達時間は 3.25 〜 5 時間，ナルラピドの最高血中濃度到達時間は 0.5 〜 1 時間です．

　モルヒネとヒドロモルフォンの換算比は，5（〜 7.5）：1 とされています．少ない mg 数でも効果が大きいので，その点では留意が必要です．

　国内の第三相臨床試験結果だと，ヒドロモルフォンはオキシコドンに対して非劣性だという結果が出ています．実臨床では，オキシコドンと同じように初期開始オピオイドとして使用可能な薬剤でしょう．

　ほとんどオキシコドンと変わらずに使用できると思いますが，オキシコドンと比較した際の利点を強いて言うならば，オキシコドンは肝臓のCYP2D6 及び CYP3A4 で代謝されるので，両酵素に影響を与える薬剤との併用で相互作用が生じる可能性がある一方で，ヒドロモルフォンはモルヒネと同様のグルクロン酸抱合なのでその危惧がないことが挙げられるでしょう．また日本人には全人口の 1% 程度しかおりませんが，CYP2D6 の高代謝能者が存在し，そのような人にオキシコドンを使用すると活性代謝産物のオキシモルフォンが過剰となり，中枢神経系作用

が増強して副作用が発現しやすくなるという場合がありますが，そのようなオキシコドン不耐のケースでも使用できることも長所でしょう．

　経口薬に関しては発売されたばかりなので，コストの点ではジェネリックもあるオキシコドンにはまだ及びません．

ヒドロモルフォンとコスト

　モルヒネ：ヒドロモルフォンは 5：1 ですから，ヒドロモルフォンの添付文書上の開始量であるナルサス 4mg は内服モルヒネ換算 20mg/ 日と換算されます．

　内服モルヒネ換算 20mg/ 日だと MS コンチン 10mg を 1 日 2 回で計算すると，491.2 円です．
　ナルサス 4mg は 413.2 円ですから，なんと MS コンチンよりは安いことになります．

　オキシコドンとの比較だとどうでしょうか．

　内服モルヒネ換算 30mg/ 日＝ナルサス 6mg/ 日＝オキシコドン 20mg/ 日です．
　ナルサス錠 6mg は 540 円なのに対して，オキシコンチン 20mg/ 日は（10mg を 1 日 2 回で）489 円，ジェネリックのオキシコドン 20mg/ 日は 359 円と，やはりジェネリックのオキシコドンが圧倒的に安くなります．

　さて，製剤の情報を踏まえて，オピオイドの選択（開始時）を考えると，下記のようになります．

　＜経口可能な場合＞……基本は定時処方で開始すること
　①痛みがある，腎機能障害なし，呼吸困難なし→オキシコドン
　②痛みがある，腎機能障害なし，呼吸困難あり→モルヒネ徐放製剤
　③痛みがある，腎機能障害あり，呼吸困難なし→オキシコドン
　④痛みがある，腎機能障害あり，呼吸困難あり→オキシコドン（あるいはヒドロモルフォン）

<経口不能な場合>……持続皮下注射もしくは持続静注で開始すること
⑤痛みがある，腎機能障害なし，呼吸困難なし→オキファスト®注
⑥痛みがある，腎機能障害なし，呼吸困難あり→塩酸モルヒネ®注
⑦痛みがある，腎機能障害あり，呼吸困難なし→オキファスト®注
⑧痛みがある，腎機能障害あり，呼吸困難あり→オキファスト®注
（⑤・⑥の場合，アンペック®坐剤も使用可能）
※ただし腎機能障害が高度（GFR＜30）の場合はフェンタニル注を選択
※フェンタニル貼付剤 0.5mg/ 日で開始する選択もある.

　もっともこれだけだと難しいでしょうから，きちんと順を追って処方の開始，増量等について処方例を出して説明させて頂きます.

　ただ 2020 年現在でも，必要なオピオイド製剤はほぼ全てこれまで説明してきたものと捉えてくださって結構です. 私の意見としては現状，オキシコドン徐放製剤，オキノーム®あるいはオキシコドン錠（速放製剤），オキファスト®注，いずれかのフェンタニル貼付剤，フェンタニル注，モルヒネ徐放製剤，オプソ®，塩酸モルヒネ®錠，アンペック®坐剤，塩酸モルヒネ®注，ナルサス®錠，ナルラピド®錠が使いこなせれば問題ないと考えます. 私自身の使用オピオイドも，これらでほとんどを占めています.

　さらに厳選するならば，オキシコドンが呼吸困難にも奏効しうるため，これだけあれば十分なのをさらに推し進めると……

● オキシコドン徐放製剤
● オキノーム®あるいはオキシコドン錠（速放製剤）
● フェンタニル貼付剤
● オプソ®
● オキファスト®注
● フェンタニル注
▲ アンペック®坐剤あるいはフェンタニル口腔粘膜吸収剤（経口摂取不能時かつ注射非施行時のレスキューとして）

となります. モルヒネの代替薬としてオキシコドンが使用できるため，上記となります.

さて，オピオイドの開始時には，「オピオイドの種類の選択」と並んで重要なのが，「副作用対策」及び「レスキューの設定」です．

　これは重要なので，大きく書いておきます．

★オピオイド開始時に 2 つ留意すること.
①「副作用対策」の処方を併せて開始する.
②必ず「レスキューの設定」をする.

　まず最初に確認ですが，オピオイドは単独で投与してはいけません．必ず副作用対策が必要です．これを知らない臨床家も中にはいらっしゃるので注意が必要です．

　副作用には，投与量が少量でも投与開始すればたいてい出現するものと，鎮痛有効域以上のいわゆる過量な投与によって出現するものに大別されます．後者の代表が眠気（※ただし過量投与ではなくても開始時と増量時は数日眠気が増えることはあり，その眠気は耐性が形成されて緩和されるので，それと混同しないことが重要）と，さらに過量投与した場合の呼吸抑制です．しかしこれらは，当然ながら過量に投与しなければ出現しないので，投与開始と同時の対策は必要ありませんし，これらの副作用が出現した場合の対策は，オピオイドの減量・中止です．ただ眠気は過量ではなくてもオピオイド開始時・増量時に数日認められることがある（その後速やかに耐性が形成されて眠くなくなる）ので，開始時・増量時は数日慎重に，患者さんにも情報提供した上で様子をみてください．またその期間は運転技術を支える認知機能や運動能力に影響が及ぶ可能性がある[6]ので注意が必要です（1週間程度まで）．

　なお，あまりにも有名で，しばしば過剰に患者・家族に説明される「呼吸抑制」ですが，高濃度でないと出現しませんので，脅かし過ぎないようにするのが良いでしょう．

　また，生命予後を縮めないこと (Portenoy RK, et al. Opioid use and survival at the end of life: a survey of a hospice population. J Pain Symptom Manage. 2006; 32(6): 532-40)，死亡直前期においてもそうである（命を縮めない）こと (Thorns A, et al. Opioid use in the last week of life and implications for end-of-life decision-making. Lancet. 2000; 356(9227): 398-9)，意識を低下させずに呼吸困難を緩和すること (Ben-Aharon, et al. Interventions for alleviating cancer-

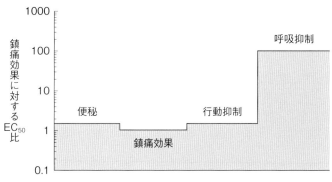

図7 フェンタニルの各種薬理作用の鎮痛効果に対する比（ラット）

(Nakamura A, et al. J Pain Palliat Care Pharmacother. 2011 25 (4) : 318-34)

related dyspnea: a systematic review. J Clin Oncol. 2008; 26: 2396-404) など，旧来のモルヒネや医療用麻薬の理解と異なる知見が数々明らかになっており，説明も up to date してゆくことが肝要でしょう．

　さて前者の，投与開始と同時に出現する可能性がある副作用を2つ挙げます．「便秘」と「嘔気・嘔吐」です．

　便秘はほぼ100％出現します．便秘は鎮痛域の1/100以下の濃度でも出現するとされ，必発です．嘔気・嘔吐は対策をしなければ30％程度出現すると言われています．嘔吐は個人差があり，全く出ない場合もあれば，レスキューなどの単回投与でも出現する可能性があり，しかも一度出現すると「もう二度と飲みたくない」となるくらい強く症状が出ることもよくありますから，対策するのが無難です．

　便秘の対策法から説明します．

　オピオイドは便を硬くし，かつ腸管の動きを悪くするので，下剤は緩下剤と大腸刺激性下剤の原則併用が望ましいです．

　なおオピオイド服用前から軟便や下痢がある場合は，患者さんは下剤の服用を希望されないことも多く，その場合は様子を見ざるを得ないことも多いですが，そのうち便秘となってくる可能性が高いことは知っておいたほうがよいでしょう．それくらい便秘の副作用は強いです．

　また注意すべきは，患者さんやご家族が「便が出ている」と仰ってい

ても，オピオイドの投与中は宿便がどんどん蓄積していることも多く，たまに腹部 X 線で宿便の状態を確認し，下剤の調整（多くは増量）を要します．しばしばあるのが，石灰化した大量の硬便の脇を軟便がちょろちょろと出ているだけなのを「下痢」と表現され，下剤の中止を求める患者さんがいます．この際にそうか下痢なんだ，と判断して下剤を中止すると，さらに病態が悪化します．高度な便秘は腹痛や腹部膨満感，嘔気・嘔吐の原因ともなり得，せん妄の増悪因子にもなります．ゆえにオピオイド投与中の患者さんに「軟便」や「下痢」と言われたら，その量を確認し，腹部 X 線や最近撮影した腹部 CT で本当は「便秘」でないかをしっかり確かめてください．便秘ではないことを確認後に下剤を中止すべきです．

　1 つ例を挙げましょう．

　70 代男性某がんの患者さんで，オピオイド内服中です．

　患者さんは「下痢」を訴え，整腸剤が処方されていました．それでも「下痢が治らない」と繰り返し訴えていました．看護師も下痢と報告し，医師は「止痢剤」を処方しました．誰も，便の回数や量は聴いていませんでした．

　私に依頼があり，便の回数や量を聞くと，「軟らかい便や水のような便が 1 日 1 回少量出る」と言います．オピオイド投与中のこの症状．便秘が疑われます．

　直近の画像所見（図 8）を見ると……

JCOPY 498-11711

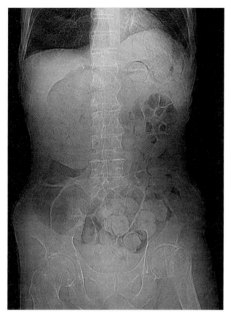

図8 黒い腸管ガスの中の白い丸にご注目ください. 便です.

便だらけですね…….

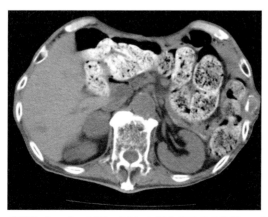

図9 density の高い「白い」部分を見てください. 大腸内の石灰化便です.

大腸内は石灰化した便で充満しています（図9）.

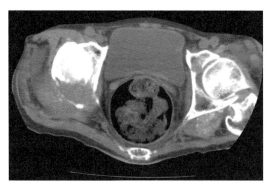

図10 直腸が非常に拡張しています．硬結便がその中に充満しています．なお右（画像で左）の骨転移に対して長期にオピオイドを投与されていました．

　直腸は巨大な便によって拡張しています（図10）．この便が道をふさいでいるので，脇を水のような便が通り抜けて排出されているのです．
　皆さん，この患者さんの主訴が「下痢」だったのです．
　しかしそう，この症例は完全に「便秘」です．下痢ではありません．それなのに，ご本人は水のような便が出るので，ずっと下痢と訴え続け，誰もそうだと思っていました．そして真逆の治療がなされてしまったのです．このような例，実は少なくありませんので，かなりご注意ください！
　ご本人に下痢ではないことをお伝えし（最初は半信半疑なことも多いですが，きちんと画像を見せて説明すればわかってもらえます），「便秘」の治療に入りますが，このように石灰化便や硬結便で行く手がふさがっている場合は，肛門のほうからの処置（摘便や浣腸など）が重要です．
　下記をお願いします．

ここが間違い！

　→ 軟便，下痢と患者さんが言えば便秘ではないと思っている．

　ピコスルファート液（ラキソベロン®）は5滴程度ずつ増やしますが，やはり便秘が解消すると患者さんが服用を嫌がることが多いです．しか

し，オピオイド投与中はそこで完全に中止すると間違いなくまた便秘となるので，便が出ていても少量は「毎日」継続したほうが良いです．患者さんの状態をよく見て判断すべきです．人によっては 30 滴や 40 滴（でうまくコントロールされている）になることもあるのを説明し，患者さんやご家族の不安の解消に努めることが重要です．使用法については下記です．

▶ピコスルファート液（ラキソベロン®）の使い方の1例

ラキソベロン®を5滴（就眠前）で開始
便が出なかった場合 ⟶ 5 滴増量する
便が出た場合　かつ　通常便の場合 ⟶ 前夜と同じ量で継続
便が出た場合　かつ　便がかなり軟らかくなった場合 ⟶ 5 滴減量
便が出た場合　かつ　明らかな下痢便となった場合
　⟶ 中止し，下痢便が止まったら元々投与していた量より 5 滴減量して再開

●注意！

1 日便の回数が多かったからといって中止しない．便の性状が重要．

　また 2017 年に，日本では初めての末梢性 μ 受容体拮抗薬のナルデメジンが使用可能となりました．

　これは末梢でオピオイドの作用に拮抗し，便秘の改善を図れる薬剤です．

　他にも，腸液分泌を促進して便秘を改善するルビプロストンも 2012 年より使用されています．

　新薬の問題点は値段が高いことです．

　値段を超える効果が期待されるならば，投与が検討されるでしょう．

　また緩下剤の基本的薬剤である酸化マグネシウム製剤は腎障害患者，高齢者，長期間使用者で高マグネシウム血症を起こしやすくなるので注

意が必要なことと，胃酸と反応して緩下効果を発現するので PPI 使用中
は効果減弱する可能性があることは知っておくと良いでしょう．

便秘薬とコスト

緩下剤のマグミット　330mg　1 錠 5.7 円　1 日量で 17.1 円
大腸刺激性下剤のピコスルファート液（最安値の GE で）88 円 /10mL
10mL で 150 滴．1 日 10 滴とすると，1 日量で 98 ÷ 15 = 5.86 円
アミティーザ　　　　24μg　　120.4 円　　1 日量で 240.8 円
スインプロイク　　　0.2mg　　277.1 円　　1 日量で 277.1 円

　マグミット 990mg/ 日だと 30 日分・3 割負担で，154 円なのに対して，アミ
ティーザは 2167 円 / 月，スインプロイクは 2494 円 / 月です．
　下手をすると，並みの鎮痛薬よりも高い便秘薬．
　アミティーザもスインプロイクも魅力的な機序は持っていますが，この値段を
どう考えるかは価値観にも委ねられるでしょう．

　次に，嘔気・嘔吐の対策法について説明します．
　制吐剤を投与しますが，ドンペリドンなどのいわゆる普通の制吐剤
（末梢性制吐作用が中心）は効果が薄いです．これらの薬剤は腸管などの
末梢を中心に働くものであり，嘔吐中枢に強力に作用するものではない
からです．現在は糖尿病がなければ，複数の受容体への効果に優れたオ
ランザピン（非定型抗精神病薬）の少量投与を第一選択とします．糖尿
病がある際もリスペリドンやペロスピロン（非定型抗精神病薬）を使用
すると良いでしょう．ただしいずれも適用外使用です．
　従来使用されてきたプロクロルペラジンやハロペリドールより，錐体
外路症状が少ない特性があり，またプロクロルペラジンに比べてオラン
ザピンもリスペリドンも 1 日 1 回投与が可能（就眠前投与とすれば，眠
気も許容され得る）という利点があります．現在はオランザピンやリス
ペリドンを最初から使用するので良いでしょう．ただ注意すべきは，オ
ピオイドの開始が昼間の場合に，夜から制吐剤の開始では遅すぎる可能
性があり，初回のみは同時に服用するなどの工夫が必要でしょう．また，
オピオイドの頓用薬から開始する場合も，初回や最初の頃は，1 日の最

初の頓服薬使用時に併せて内服するのが良いかもしれません（私はそうしています）.

　最近予防投与の如何で有意差はないとする研究がいくつか出ており（Clin J Pain. 2012; 28(5): 373-81 など），専門家によっても見解が異なるようですが，私の印象としては予防投与をしていないケースで嘔気の頻度が多いと感じています．エビデンスと実感の乖離がある印象を感じています.

　2週間程度で嘔気・嘔吐に対する耐性が形成されると言われており，制吐剤併用下でオピオイドを投与し，2～4週間経過しても嘔気・嘔吐が出なければ，制吐剤を中止可能です．このことを説明すると服薬アドヒアランスが向上するのはよく経験されます．これら制吐剤の使用で，吐き気の出現頻度はかなり抑えられるはずで，私の経験でも対策下では非常に少ないです．中枢性制吐薬使用下に嘔気が出る場合は，オピオイド以外の原因も考える必要があります（他に原因があることも多いです）.繰り返しですが，一度経験するとわかりますが，嘔気を出現させてしまうと継続服用を嫌がるのに値する高度な症状のため，（特にモルヒネ，オキシコドン，ヒドロモルフォンの場合は）対策したほうが私は良いと考えます.

　ただ，これら便秘と嘔気の対策はモルヒネやオキシコドン，ヒドロモルフォン投与の場合は必須と考えてもらって良いですが，フェンタニルの場合は様子を見て対策しても良いです．なぜならばフェンタニルの両者の副作用の程度は残り3剤と比較して，相対的に軽いからです.

Column Have fun!

嘔気対策薬とコスト

メトクロプラミド錠	5mg (先発品がプリンペラン)	1錠 5.7円	1日量で 17.1円
ノバミン錠	5mg	1錠 9.8円	1日量で 29.4円
ジプレキサザイディス	2.5mg	1錠 89.3円	1日量同左
オランザピン OD錠	2.5mg	1錠 17.3円	1日量同左
リスペリドン内用液	0.5mL	19.3円	1日量同左

リスペリドン OD 錠	0.5mg	10.1 円	1 日量同左
ルーラン錠	4mg	15.2 円	1 日量同左
ペロスピロン錠	4mg	8.3 円	1 日量同左

　オランザピンは抗がん剤の遅発性嘔気・嘔吐にも有効であるとの報告が多くなされており（日本癌治療学会，編．制吐薬適正使用ガイドライン．第 2 版．金原出版；2015），嘔気に関わる複数の受容体にバランスよく作用する非常に優れた制吐効果があります．

　しかし値段が後発品でも高く，上記のリストではもっとも高額となります．

　リスペリドンやペロスピロンは後発品を用いれば，なんとメトクロプラミドやプロクロルペラジンなど元来の制吐薬よりも安価になります．

　ただオピオイドの嘔気予防薬としては，あくまで 2 週間程度の使用となるので，コストに関してもある程度許容はされるでしょうか．

　以上のような対策が必要な副作用の他に，オピオイドは多種多様な副作用を起こす可能性はあります．『緩和ケアマニュアル』（淀川キリスト教病院ホスピス編）でも眠気（過量が原因の眠気でなければ，数日で耐性が出現し軽快）・せん妄（後で詳述）・口腔乾燥（局所療法で対応）・発汗（経過観察）・かゆみ（経過観察か抗ヒスタミン剤投与）・排尿困難（経過観察．同症状も耐性が形成される．高度になることは少なく，逆にそうなる場合は他の原因の合併を考える）・ミオクローヌス（クロナゼパム投与）・ふらつき感（数日で軽快）などがあります．しかし，投与継続不能となる程度の重い副作用の頻度は，適量を使用している限り多くないです．

【参考：耐性がつくもの，つかないもの】
• 形成する症状（次第に軽減する）……呼吸抑制，尿閉，かゆみ
• 形成しない症状（使用中ずっと軽減しない）……便秘，縮瞳

JCOPY　498-11711

▶オピオイド副作用対策処方例

オピオイド開始の場合は同時に以下を始める

①マグミット®（酸化マグネシウム）990mg　分3　毎食後

②ピコスルファート液　5〜10滴　分1　就寝前

　（効果薄ければ5滴ずつ増やす．p.89の使い方を参考に）

③ⅰ）糖尿病がなければ，オランザピンOD錠　2.5mg　1錠　分1
　　　就寝前

　ⅱ）糖尿病があれば　リスペリドン液かOD錠　0.5mg　分1
　　　就寝前

　　　あるいは　　　　　　ペロスピロン　4mg　分1　就寝前

　　　ただしオピオイド開始時は（含；頓用開始の場合も）同時に
　　　1錠（個）服用

　また副作用対策と同時に必要なのは，「レスキューの設定」です．
なぜそれが必要か．

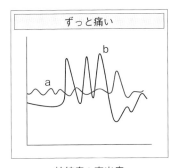
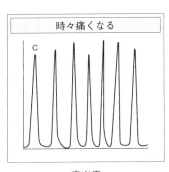

持続痛＋突出痛　　　　　　　　突出痛

図11　痛みのタイプ

　痛みには色々なパターンがあります（図11）．aやbのようなずっと
痛いところに数回痛みが増える―突出痛―をきたすという持続痛が中心
のパターン（aは突出痛は1回，bは3回なのがご理解頂けると思いま
す）と，cのように普段はほとんど痛みがないけれども時々痛くなると

いう突出痛（ c の突出痛は 7 回です）が中心のパターンがあります．骨転移痛などの場合はしばしば，安静時痛（あまり痛くない）と体動時痛（かなり痛い）のギャップが目立つタイプを取るので，右の突出痛メインのパターンに属すると言えます．

もっとも骨転移痛でも，安静時の持続痛もあって動いた時の突出痛もあるという図 11 左図の持続痛中心のパターンも取り得るので，あくまで目の前の患者さんの疼痛がどちらのパターンに属するのかを判断するのが重要です．そしていずれにせよ突出痛が全くないパターンは少ないです．ゆえに，痛い時に飲む薬剤が必要です．

また最近の考え方では，図 12 の c や d のような，ベースの痛みがマネジメントできていないがゆえにたびたび出現する疼痛は，（狭義の）突出痛と呼ばないことになっています．

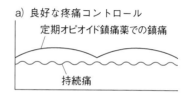
a) 良好な疼痛コントロール
定期オピオイド鎮痛薬での鎮痛
持続痛

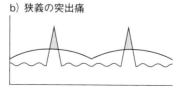
b) 狭義の突出痛

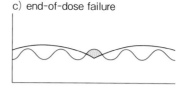
c) end-of-dose failure

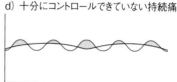
d) 十分にコントロールできていない持続痛

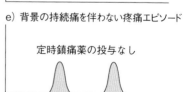
e) 背景の持続痛を伴わない疼痛エピソード
定時鎮痛薬の投与なし

図12 突出痛と持続痛
(Yamaguchi, et al. 緩和ケア. 2015; 25 (1): 10)

ベースの痛みのマネジメントが不良ならば，当然のごとく痛みは散発しますが，これは本質的には持続痛のマネジメントが必要なケースであり，オピオイドのベース量の増量が適した対応です．

さらにこの図から読み取れることとして，ゆえに，オピオイドの開始時期は，レスキュー回数が多くなることが予測されます．それがゆえに十分なレスキュー処方（回数が足りるように）が必要なのもオピオイド

の開始早期です.

　定期的にオピオイドを投与されていても，70％の患者さんが突出痛を経験するとされています．したがって，突出痛が完全消失するまでにベースアップすることは，しばしば非突出痛時の過量を招き，適していない事例もあります.

ここが間違い！

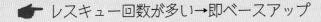

👉 レスキュー回数が多い→即ベースアップ

　その人の疼痛のパターンを分析して，それに合致するようにオピオイドの濃度が設定されるようにすることが重要です．痛みを完全に消すまでに増量することは，しばしば非突出痛時の過量からの眠気につながります.

　ベースの痛みが緩和されても，突出痛を経験する患者さんが一定数いることを説明し，患者さん・ご家族，時には医療者に，「レスキューを使わなくなるまで増量するのが最適"とは必ずしも言えない"」ことを共有してゆく必要があるでしょう.

　レスキューはその名の通り，疼痛に苦しむ患者さんにとって重要な救援です.

　レスキューとして使用する速放性オピオイド製剤を処方しておかないと，それらの患者さんは痛い時に我慢するしかなくなってしまいます．当然のことながらレスキューには，効果発現が速放製剤より遅い徐放製剤（例えばMSコンチン®やオキシコンチン®）は使用しないことにご注意ください.

　レスキューの設定の仕方は次の通りです.

▶オピオイドレスキュー設定法

　内服の場合，オピオイドの1日定時量の1/6量の速放性オピオイドをレスキューとして設定する．1時間以上あけて（ただしアンペック®坐剤の場合は2時間以上あけて）回数制限なしとする.

持続皮下注射の場合もしくは持続静脈注射の場合，（シリンジポンプ等を用いて持続投与を行い）レスキューはオピオイドの1日定時量の1/24量（つまり1時間量）を早送り投与とする．15分以上あけて回数制限なしとする．

（※オピオイドの注射薬投与は「持続」皮下注か「持続」静注が基本になります）

★ベースの量が増えた場合は，それに合わせてレスキュー量も増量する．

★開始量は上述の通りだが，レスキューの効果を痛みの減少程度，効果持続時間，効果発現時間などで評価し，定時量とは別に個別で調節しても良い．

　定時投与製剤と，レスキュー設定オピオイドの種類は以下の通り．

●内服（左；定時投与製剤→右；選択するレスキュー製剤）

○オキシコドン→オキノーム®あるいはオキシコドン錠（速放製剤）

○ナルサス®→ナルラピド®

○モルヒネ徐放製剤→オプソ®もしくは塩酸モルヒネ®錠

○デュロテップ®MTパッチあるいはフェントス®テープなどフェンタニル貼付剤→オキノーム®（かオキシコドン錠）あるいはナルラピド®＜腎機能障害がなければオプソ®もしくは塩酸モルヒネ®錠でも良い＞

★経口レスキュー不可の場合，アンペック®坐剤．あるいは1日定時量総量を内服モルヒネ換算し，その1/6量に該当するオピオイド注射薬の点滴投与＜15分で点滴＞

〔例：フェントス®テープ2mg（＝内服モルヒネ換算60mg/日）貼付している患者さんが経口不能かつ坐剤が嫌という場合，あるいは腎機能障害がありアンペック®が使用できない場合．フェンタニル注射液0.1mg（＝内服モルヒネ換算10mg）を15分で点滴する〕

■フェンタニル口腔粘膜吸収剤について

　　　レスキューの選択肢としてフェンタニル口腔粘膜吸収剤があります．

JCOPY 498-11711

フェンタニル口腔粘膜吸収剤は今までの内服系製剤の中でもっとも濃度の立ち上がりが速いため，急峻に増える突出痛（例えば骨転移痛で安静時には全く痛くないのが，動いた瞬間にズキッと痛みが走り，一方で持続時間は長くないような痛みなど）への効果が期待されます．

　一方で，1日4回までの使用に制限されている（ただし用量調節期は追加投与を含めると8回まで使用可能など，やや複雑である）こと，舌下や頬粘膜に挟むことの実行が難しい患者さんがいること，1日4回分を使いきった場合には他のレスキュー薬を使用せねばならないため，それらも含めて覚えて実行可能であることなど患者さんを選びます．

　注意すべきこととして，モルヒネやオキシコドン，ヒドロモルフォンの場合と異なり，フェンタニル貼付剤がベースの場合のレスキューの第一選択はフェンタニル口腔粘膜吸収剤ではないことや，またフェンタニル口腔粘膜吸収剤は従来の速放性製剤のようにベース量の1/6量を目安に初期用量設定する方式を採らないことがあります．ここでは簡単に述べますが，フェンタニル口腔粘膜吸収剤はベース量とは全く別にそれ自体で量を調節します．ベースの薬剤はベースの薬剤で，レスキューの薬剤はレスキューの薬剤で，それぞれ薬効を聴取して個別に調整するのがフェンタニル口腔粘膜吸収剤であり，従来法の1/6量を目安にベースの薬剤と連動してレスキュー量も調節するという方式を採りません．

　2018年現在でも私見としては，フェンタニル口腔粘膜吸収剤はあくまで突出痛が急峻で，オプソ®やオキノーム®を飲んでも疼痛のピークに間に合わない場合に限って使用するのが良い，というものです．例えば，前もって動くのが明らかである場合，例えば食事や風呂の時間が決まっているのであれば，その30分程度前にオプソ®やオキノーム®を飲んで，濃度の上がっている時間と動く時間を合わせてできるだけ鎮痛を図るという方法がよく行われています．

　このような使用法だと，体動時でも比較的うまく鎮痛することができる場合がありますが，それでも効果の発現が遅いというような場合にフェンタニル口腔粘膜吸収剤の投与を考慮しています．

　同剤は1日のオピオイド投与総量の1/6でレスキュー量を設定するという方法は行わないことは述べました．フェンタニル口腔粘膜吸収剤は最小量から開始し，徐々にステップアップして適量を探す必要がありま

す．その理由として，定時のオピオイド投与量と突出痛に対するフェン
タニル口腔粘膜吸収剤の至適投与量に相関がないことがわかっているた
めです．ゆえにベース量から適切な口腔粘膜吸収剤の量がすぐにわかる
わけではないので，どの例も初期量から増やして適量を見つける必要が
あります．またこのように少ない初期量から増やす理由として，モルヒ
ネやオキシコドンと比べてフェンタニルが呼吸抑制に対する安全域が狭
いとの報告があり，安全性の観点より，少量から増やして適量を見つけ
る方法となっています．

　現在フェンタニル口腔粘膜吸収剤にはイーフェン®とアブストラル®
の2剤があります．

　このイーフェン®とアブストラル®は同じ表示量でも1：1の換算はで
きないので注意が必要です．イーフェン® 100μg がアブストラル® 100
μg と等換算することはできないため，薬剤の種類を変更する場合はま
た最小量から至適用量を探す必要があります．

　なお聖隷三方原病院が，目安となるイーフェン®とオキノーム®の至適
投与量の関連図（図13）をホームページ（http://www.seirei.or.jp/mikatahara/
doc_kanwa/contents1/62.html）に掲載しています．突出痛の治療に使用さ
れる場合，イーフェン 200μg ≒オキノーム 15mg が目安とのことです．
あくまで目安なので運用には注意が必要です．

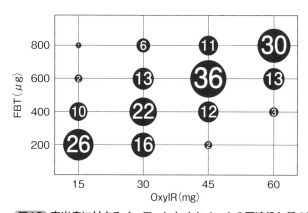

図13 突出痛に対するイーフェンとオキノームの至適投与量の関係

レスキューとコスト

人は痛い時はとても長く感じます.

ゆえに一刻も早く疼痛を緩和してくれるのならば，それに越したことはありません.

一方で，優れた機序を持つ薬剤は，当然のごとく高価になりがちです.

イーフェンの最高血中濃度到達時間は 0.585h（30 分後嚥下した場合），アプストラルは 0.5h と，オキノーム（2.5mg）の 1.9h，オキシコドン錠（5mg）の 0.88h，オプソ（10mg）の 0.9h，塩酸モルヒネ錠の 1.3h よりも短いです.

既存の速放性製剤とは力価の変換が難しいので単純な比較は難しいことを前提で記します（その点は単純比較できないので熟慮が必要です）が，聖隷三方原病院の前掲ホームページでのイーフェン 200μg ≒オキノーム 15mg を目安に換算してみます.

塩酸モルヒネ錠	10mg	128.1 円
オプソ	5mg	115.6 円
オキノーム	5mg	114.2 円
オキシコドン速放錠	5mg	98.2 円
イーフェン	50μg	497.4 円
イーフェン	200μg	955.7 円
アプストラル	100μg	560.8 円

イーフェン 200μg は 955.7 円，オキノーム 15mg（10＋5）は 341 円です.

オキノーム 15mg ＝内服モルヒネ 22.5mg ≒内服モルヒネ 20mg として，これを塩酸モルヒネ錠で対応すれば，256.2 円です. オプソだと 10mg の 213.7 円が 2 包で 427.4 円となります. 内服モルヒネ 20mg ＝ナルラピド 4mg で，これは 378.8 円です.

すなわち

イーフェン	200μg	955.7 円
アプストラル	200μg	789.5 円

（ただしイーフェン：アプストラル≠ 1：1 なので参考値）

オプソ	20mg	427.4 円
オキノーム	15mg	341 円
オキシコドン速放錠	15mg	277.5 円
塩酸モルヒネ錠	20mg	256.2 円
ナルラピド	4mg	378.8 円

　この差をどう捉えるか．様々な考え方があるでしょう．
　同じモルヒネ速放製剤でも塩酸モルヒネ錠 20mg だと 256.2 円／回に対して，オプソ 20mg は 427.4 円と 1.7 倍位オプソのほうが高いのです．
　ただ最高血中濃度到達時間は，モルヒネ水溶液は速放錠よりも 3 倍短い（水溶液 0.5 時間，速放錠 1.5 時間）（武田文和，他監訳．トワイクロス先生のがん緩和ケア処方薬．医学書院；2013. p.347），あるいは本邦の添付文書だと塩酸モルヒネ錠の 7 割の時間でオプソがそれに到達するということになります．
　これもまたそれをどう捉えるか，というところになるでしょう．
　先ほどの最高血中濃度到達時間も併記してみましょう．

			Tmax
イーフェン	200μg	955.7 円	0.67h
アブストラル	200μg	789.5 円	0.87h
オプソ	20mg	427.4 円	0.9h
オキノーム	15mg	341 円	1.7 〜 1.9h（2.5 〜 5mg の値）
オキシコドン速放錠	15mg	277.5 円	0.88h
塩酸モルヒネ錠	20mg	256.2 円	1.3h
ナルラピド	4mg	378.8 円	1.0h

　皆さんは自分が今痛かったらどれを選択しますか？
　痛みが著しければ，「一番効きが早いものを持って来て！」となるかもしれません．
　そうでもなければ，「安いやつで良い」となるかもしれません．
　ただ一番安いものと高価なものでは 4 倍くらい価格が違うのもまた事実です．
　できれば患者さんと突っ込んで相談できれば良いかもしれません．

　　　経静脈投与の際のレスキューの選択は次のようになります．

JCOPY 498-11711

【点滴】（左；定時投与製剤 ⟶ 右；選択するレスキュー製剤）
○オキファスト® ⟶ オキファスト®
○塩酸モルヒネ®注 ⟶ 塩酸モルヒネ®注
○フェンタニル®注 ⟶ フェンタニル®注

　他にレスキューで注意することは3点.

　1つ目は，定時使用オピオイドが内服・坐剤の場合の適切なレスキュー量は定時オピオイド1日投与量の10 ～ 20％量とされており，1/6は絶対的な値ではないこと.

　2つ目は，ゆえに，人によっては計算値より多いレスキューで対応することもあること. 逆に，ベース量を増量しているのにレスキュー量を増やしておらず，量不足になっていることはよくあるので，基本的にまず1/6量に設定して効果をみたほうが良いでしょう.

　ただし，最近の考え方では1/6量に設定した後も，レスキューの効果を痛みの減少程度，効果持続時間，効果発現時間，眠気などで評価し，定時量とは別に個別で調節しても良いとされています.

　3つ目は，レスキューは本来，患者さんが「自分で痛みの対処ができる感覚」が高まり，生活や治療への意欲が増すという利点がある一方で，説明不足だと使いたがらないことが多いです. ゆえに「鎮痛薬の必要量を早く見積もることができること」，「突出痛による苦痛へ対応できること」，「くせにならないこと」，「使えば使うほど効きにくくなることはないこと」などを，患者さんの「使いたがらない理由」を聴取したうえで，よく説明することが重要です.

　ちなみに1日の定時総量が6で割り切れない場合，例えば20mg/日の場合などは近似する値を設定します. 例えば20 ÷ 6 = 3.33……ですから，2.5mgか5mgのいずれかを選択すれば良いということになります.

■オピオイドの開始処方

　さて，「副作用対策」と「レスキューの設定」を行うことを徹底した上で，まずは**内服モルヒネ換算20 ～ 30mg/日で開始してください. これが適切な開始量です. これまで開始したアセトアミノフェンやNSAIDs**

は特に問題がない限りは，中止しないで併用してください.

　さて，＜増量法＞について説明します．なお増量の仕方や増量幅，増量間隔については良い無作為化比較試験がなく，すべて専門家の意見に基づくものであり，絶対的なものではありません.

▶オピオイドの増量法

　オピオイドの増量はこのように行えば良い.

　10 → 15 → 20 → 30 → 40 → 60 → 90 → 120mg/ 日

　ただし，内服モルヒネ換算 120mg（＝オキシコドン 80mg ＝デュロテップ®MT パッチ 8.4mg ＝フェントス®テープ 4mg ＝ナルサス® 24mg）以上は，増量のスピードをゆっくりにします.

　具体的には120→150→180→210→240→270→300→330→360mg/ 日と 30mg/ 日ずつ増量するのが良いでしょう.

　また内服モルヒネ換算で「120mg/ 日を超えた場合は，鎮痛補助薬他，"その疼痛"に適した薬剤の併用を考慮してください」

　増量間隔は，原則はフェンタニル貼付剤は 72 時間毎，内服のモルヒネやオキシコドン，ヒドロモルフォンは 48 時間毎，注射薬は 24 時間毎の増量とします．くれぐれも効果と副作用をチェックしながら行ってください．もちろん注射薬などは調節性が利点ですから，24 時間毎に固執せず，ケースによっては 12 時間毎や 8 時間毎の増量も計画します．内服薬の場合も，疼痛が強ければ 24 時間毎に増量することも許容されるでしょう.

　ただし貼付剤は次頁の図 14（反復貼付の際の濃度上昇）からも明らかなように，24 時間程度ではまだ濃度が上がり切っていません．実は 72 時間経過しても，まだ濃度上昇の途上です．ですから，前回増量後 1 ～ 2 日で増量するのは拙速ですし，また調節性が良くないことが図 14 からも理解されます.

　急速に至適用量を決めるのには，最適は注射薬で，次が内服薬です.

JCOPY 498-11711

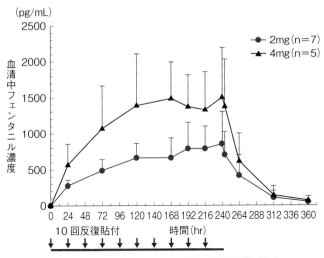

(pg/mL)

図14 血清中フェンタニル濃度（平均値＋標準偏差）推移

　さて基本的には，1日のうち12時間を超えて疼痛を自覚している時間があるならば持続痛の存在が考えられ，ベースアップの適応ですが，疼痛の総時間が12時間に満たないような場合は突出痛が中心のパターンなのでまずはレスキュー使用の励行から対応するのが良いでしょう．

　また重要なことは，end-of-dose failure など，ベース量が足りていない状況がないかどうかを質問で把握することです．

　例えば，徐放製剤の内服前の時間帯になると高い再現性をもって疼痛が出現するようならば，それは濃度が低下することによって疼痛が出現していると考えられますから，end-of-dose failure と想定され，ベース量を上げるのが適応になります．

　また1日4回以上のレスキュー使用が続くような場合も，基本的にはベース量不足を想定し，ベースを上げてみることが考えられるでしょう．

　ベースの痛みのマネジメントが不良あるいは未達成なのか，それともベースの痛みはマネジメントされているが突出痛のみ残存しているのか，それを「1日12時間以上疼痛が自覚されますか？」など複数の質問をもとに把握していき対処することが重要です．

　原則ではベースアップ法は当初1.5倍ずつ，内服モルヒネ換算120

mg/ 日を超えたら，1.3 倍ずつ，とされています．しかし私はむやみや
たらな増量を防ぐべく，60mg を超えたら 30mg ずつ上げてゆくのが良
いと思います．今はフェンタニルの貼付剤の最小用量が内服モルヒネ換
算 30mg ですから，この方法だと上げやすいでしょう．例えばフェント
ス®テープなら 2mg から，3，4，5，6……と 1mg ずつ上げてゆくので
やりやすいと思います．オキシコドンならば 80mg/ 日以降は 20mg/ 日
ずつ増量することになります．2018 年現在においても私はこのやり方
が最良と考え，実際にこう増量しています．高用量投与の場合はそもそ
もオピオイドの反応が決して良くないわけで，それを 1.3 倍ずっと上げ
てゆくと非常に多い量に一気に増量してしまいます．一方で副作用のチ
ェックが甘いことが散見されるため〔実は眠気ばかりが非常に強くなり，
一方で痛み（特に突出痛）が取れていない……ということがよく経験さ
れるため〕，私は小刻みに（内服モルヒネ換算 30mg/ 日刻みで）増量す
るのが好適と考えています．途中ですが，次をお願いします．

ここが間違い！

➡ オピオイドの定時投与量の増量は 1.5 倍ずつずっと
上げてゆけば良いと思っている．

▶オピオイド開始処方例

●内服

①呼吸困難がない場合または腎機能障害がある場合

a) オキシコドン　5mg　1 日 2 錠　12 時間毎
効果不十分ならば
オキシコドン　5mg　1 日 3 錠　8 時間毎
あるいは
オキシコドン　10mg　1 日 2 錠　12 時間毎
以下前述の通り増量

b) ナルサス　2mg　1 日 2 錠　24 時間毎
効果不十分ならば

ナルサス　　　　6mg　1日1錠　24時間毎
　　以下前述の通り増量
②呼吸困難がある場合かつ腎機能障害がない場合
　　MSコンチン®錠10mg　1日2錠　12時間毎
　　効果不十分ならば
　　MSコンチン®錠10mg　1日3錠　　8時間毎
　　以下前述の通り増量

●経口不能の場合

③注射が嫌な場合かつ腎機能障害がない場合
・フェントステープ0.5mg　1枚　1日1回貼付
あるいは
・アンペック®坐剤（10mg）　1/2個　1日3回挿肛　8時間毎
　（15→30→45→60→75mg……と増量できますが，おわかり
のように，なかなか簡便とは言い難いです）
④呼吸困難がない場合または腎機能障害がある場合
　オキファスト®持続静注もしくは持続皮下注射で10mg/日（＝内
服モルヒネ換算20mg/日）で投与．
　持続皮下注射の場合，例えばオキファスト®原液（10mg/1mL）を
0.05mL/時で投与すれば，1.2mL/日となり12mg/日となり，内
服モルヒネ換算24mg/日となりちょうど良いでしょう．
　※注；高度の腎機能障害（GFR＜30）があればオキファスト®注ではなく
　　フェンタニル®注を選択する．
⑤呼吸困難がある場合かつ腎機能障害がない場合
　モルヒネ持続静注もしくは持続皮下注射で10mg/日（＝内服モル
ヒネ換算20mg/日）で投与．
　持続皮下注射の場合，例えば10mg/1mLの1％モルヒネ注原液を
0.05mL/時で投与すれば，1.2mL/日となり12mg/日となり，内
服モルヒネ換算24mg/日となりちょうど良いでしょう．

　注射薬の場合は，24時間毎に（あるいは先述したようにケースに
よっては8時間毎あるいは12時間毎に）0.05mL/時刻みで増量す

疼痛の治療法

れば良いでしょう．総量で増量する際は，内服と同様に 10 → 15 → 20 → 30 → 40mg と増量し，以後は 10mg ずつ増量すれば良いでしょう．10mg の増量でも内服に換算すると 20mg/ 日増量することになるということにご注意ください．オキファスト®注もモルヒネ注も 60mg/ 日を超える場合（＝内服モルヒネ換算 120mg/ 日を超える場合）は鎮痛補助薬等を考慮するのは，内服と同様です．

　皆さんの使用に供するように，注射薬の場合の使用法を下記にまとめました．下記のやり方だと，1 回の増量につき必ず内服モルヒネ換算 24mg/ 日の増量になるので，わかりやすく，間違いが少なくなると思います．計算もしやすいです．自施設内に普及させると，安全性の上でも有利でしょう．

①呼吸困難・咳嗽等がない場合（または，呼吸困難・咳嗽等があるが腎機能障害もある場合）→オキファスト注を選択
　ⅰ）原液法
　　　オキファスト持続皮下注射もしくは持続静脈注射を最小 1 時間量 0.05mL で投与できるポンプを用いて原液 0.05mL/ 時で開始．
　　　オキファスト注 0.05mL/ 時＝ 1.2mL/ 日＝オキファスト 12mg/ 日＝内服モルヒネ換算 24mg
　　　（※オキファスト注は内服モルヒネの同量の 2 倍の換算．これは覚えておく）
　　　疼痛時は 1 時間量を早送り，15 〜 30 分以上あけて回数制限なし．
　　　鎮痛不十分な場合は 24 時間毎に 0.05mL/ 時ずつ増量
　　　＜0.05 → 0.10 → 0.15 → 0.20 → 0.25mL/ 時…＞
　　　（→オキファストの総量は 12 → 24 → 36 → 48 → 60mg/ 日…と増量することになり，1 日あたりの内服モルヒネ換算の増量分は 24mg となる）
　ⅱ）希釈液法
　　　オキファスト持続静脈注射を最小 1 時間量 0.5mL のポンプを用いて，下記のように希釈して 0.5mL/ 時で開始．

 JCOPY 498-11711

　　オキファスト注（10mg/1mL）5A ＋生食 45mL
　　トータル 50mL の希釈液を作成し（上記希釈液中にオキファスト 1mg/1mL），0.5mL/ 時で開始（＝ 12mL/ 日＝液中オキファスト 12mg/ 日＝内服モルヒネ換算 24mg）．
　　疼痛時は 1 時間量を早送り，15 〜 30 分以上あけて回数制限なし．
　　鎮痛不十分な場合は 24 時間毎に 0.5mL/ 時ずつ増量
＜0.5 → 1.0 → 1.5 → 2.0 → 2.5mL/ 時…＞
（→オキファストの総量は 12 → 24 → 36 → 48 → 60mg/ 日…と増量することになり，1 日あたりの内服モルヒネ換算の増量分は 24mg となる）．

②呼吸困難・咳嗽等があり，かつ腎機能障害がない場合→ 1％モルヒネ注を選択
　ⅲ）原液法
　　1％モルヒネ持続皮下注射もしくは持続静脈注射を最小 1 時間量 0.05mL で投与できるポンプを用いて原液 0.05mL/ 時で開始．
　　1％モルヒネ注 0.05mL/ 時＝ 1.2mL/ 日＝モルヒネ注 12mg/ 日＝内服モルヒネ換算 24mg
　　疼痛時は 1 時間量を早送り，15 〜 30 分以上あけて回数制限なし．
　　鎮痛不十分な場合は 24 時間毎に 0.05mL/ 時ずつ増量
＜0.05 → 0.10 → 0.15 → 0.20 → 0.25mL/ 時…＞
（→モルヒネ注の総量は 12 → 24 → 36 → 48 → 60mg/ 日…と増量することになり，1 日あたりの内服モルヒネ換算の増量分は 24mg となる）．
　ⅳ）希釈液法
　　1％モルヒネ注持続静脈注射を最小 1 時間量 0.5mL のポンプを用いて，下記のように希釈して 0.5mL/ 時で開始．
　　1％モルヒネ注（10mg/1mL）5A ＋生食 45mL
　　トータル 50mL の希釈液を作成し（上記希釈液中にモルヒネ

1mg/1mL），時間 0.5mL で開始（= 12mL/ 日＝液中モルヒネ 12mg/ 日＝内服モルヒネ換算 24mg）．

　疼痛時は 1 時間量を早送り，15 〜 30 分以上あけて回数制限なし．

　鎮痛不十分な場合は 24 時間毎に 0.5mL/ 時ずつ増量
＜0.5 → 1.0 → 1.5 → 2.0 → 2.5mL/ 時…＞
（→液中モルヒネの総量は 12 → 24 → 36 → 48 → 60mg/ 日…と増量することになり，1 日あたりの内服モルヒネ換算の増量分は 24mg となる）．

③疼痛はあるが腎機能障害が高度な場合，疼痛はあるが呼吸器症状（呼吸困難，咳嗽）の緩和が不要な場合，腸管運動への影響をなるべく避けたい場合→フェンタニル注を選択

ⅴ）原液法

　フェンタニル持続皮下注射もしくは持続静脈注射を最小 1 時間量 0.05mL で投与できるポンプを用いて原液 0.20mL/ 時で開始．

　フェンタニル注 0.20mL/ 時＝ 4.8mL/ 日＝フェンタニル注 0.24mg/ 日＝内服モルヒネ換算 24mg

　疼痛時は 1 時間量を早送り，15 〜 30 分以上あけて回数制限なし．

　鎮痛不十分な場合は 24 時間毎に 0.20mL/ 時ずつ増量
＜0.20 → 0.40 → 0.60 → 0.80mL/ 時…＞
（→フェンタニル注の総量は 0.24 → 0.48 → 0.72 → 0.96mg/ 日…と増量することになり，1 日あたりの内服モルヒネ換算の増量分は 24mg となる）．

ⅵ）希釈液法

　フェンタニル注持続静脈注射を最小 1 時間量 0.5mL のポンプを用いて，下記のように希釈して 0.5mL/ 時で開始．

　フェンタニル注（0.1mg/2mL）10A ＋生食 30mL　トータル 50mL の希釈液を作成し（上記希釈液中にフェンタニル 0.02 mg/1mL），0.5mL/ 時で開始（= 12mL/ 日＝液中フェンタニ

JCOPY 498-11711

ル 0.24mg/ 日＝内服モルヒネ換算 24mg）.

　疼痛時は 1 時間量を早送り，15 〜 30 分以上あけて回数制限なし.

　鎮痛不十分な場合は 24 時間毎に 0.5mL/ 時ずつ増量

＜0.5 → 1.0 → 1.5 → 2.0mL/ 時…＞

（→液中フェンタニルの総量は 0.24 → 0.48 → 0.72 → 0.96mg/ 日…と増量することになり，1 日あたりの内服モルヒネ換算の増量分は 24mg となる）.

④ナルベインを選択する場合

◎ナルベイン注＜1A ＝ 2mg（1mL）＞使用

　＜★20mg（2mL）と間違え注意！＞

ⅰ）原液希釈法（★ナルベインは高濃度なので要希釈）

　ナルベイン持続皮下注射もしくは持続静脈注射を最小 1 時間量 0.05mL で投与できるポンプを用いて，ナルベイン 5mL ＋生理食塩水 5mL（ナルベイン： 生食＝ 1 ： 1）のトータル 10mL（ナルベイン 10mg/10mL ＝ 1mg/1mL）の溶液を作成し，同液を 0.05mL/ 時で開始.

　ナルベイン注射 0.05mL/ 時＝ 1.2mL/ 日＝上記液中ナルベイン 1.2mg/ 日＝内服モルヒネ換算 30mg

（※ナルベイン注は内服モルヒネの同量の 25 倍の換算．これは覚えておく）

　疼痛時は 1 時間量を早送り，15 分以上あけて回数制限なし.

　鎮痛不十分な場合は 24 時間毎に 0.05mL/ 時ずつ増量

＜0.05 → 0.10 → 0.15 → 0.20 → 0.25mL/ 時…＞

（→ナルベインの総量は 1.2 → 2.4 → 3.6 → 4.8 → 6.0mg/ 日…と増量することになり，1 日あたりの内服モルヒネ換算の増量分は 30mg となる）.

ⅱ）希釈液法

　ナルベイン持続静脈注射を最小 1 時間量 0.5mL のポンプを用いて，下記のように希釈して 0.5mL/ 時で開始.

　ナルベイン注（4mg/2mL）2A ＋生食 38mL

トータル 40mL の希釈液を作成し（上記希釈液中にナルベイン 4mg/40mL＝0.1mg/1mL），時間 0.5mL で開始（＝12mL/日＝液中ナルベイン 1.2mg/日＝内服モルヒネ換算 30mg）.
　疼痛時は 1 時間量を早送り，15 分以上あけて回数制限なし.
　鎮痛不十分な場合は 24 時間毎に 0.5mL/ 時ずつ増量
＜0.5 → 1.0 → 1.5 → 2.0 → 2.5mL/ 時…＞
（→ナルベインの総量は 1.2 → 2.4 → 3.6 → 4.8 → 6.0mg/ 日…と増量することになり，1 日あたりの内服モルヒネ換算の増量分は 30mg となる）.

【それぞれの注射薬指示と随伴して出す増量指示の例】
◎1 日 12 時間以上疼痛が持続してある場合
　→ベースアップ（24 時間毎に増量）
　＜単にレスキューの使用回数ではなく，あくまで 24 時間のうちに 12 時間以上疼痛を感じているか否かで判断する＞
●他にも，1 日の疼痛自覚時間が総計 12 時間以上ある場合，1 日 4 回以上のレスキュー使用が繰り返しある場合，安静時痛はなくても少し動いただけでも必ず疼痛が出現する場合なども，ベースアップ適応となる.

◎レスキュー（早送り）の回数は多いが，疼痛の総自覚時間が合計 12 時間はない場合
　→ベースアップはしないで，レスキューを積極的に使用する.
●レスキュー（早送り）の効果が不十分ならば，レスキューの量のみ（定時投与量を増やさずに）別に調節する（定時量の増量法と同じ増量幅で増量する）. レスキューの効果不十分さは，単に効きが悪いという申告だけではなく，効果発現時間の遅さや，効果持続時間の短さなどからも示唆される.
●ただし 1 日 4 回以上のレスキュー使用が繰り返しある場合はベースアップも検討する.

JCOPY 498-11711

オピオイドの注射薬とコスト

注射薬に関してもコストを計算してみましょう.

モルヒネ塩酸塩注	10mg/1mL（各社）	305 円
オキファスト注	10mg	317 円
フェンタニル注射液	0.1mg	276 円
GE フェンタニル注射液	0.1mg	195 円

　フェンタニル注射液 0.1mg ＝内服モルヒネ換算 10mg であり，内服モルヒネ換算 10mg ＝モルヒネ注 5mg あるいはオキファスト 5mg です.

　したがって，同力価で（あくまで目安ですが）換算すると

モルヒネ塩酸塩注	10mg/1mL（各社）	305 円
オキファスト注	10mg	317 円
フェンタニル注射液	0.2mg	552 円
GE フェンタニル注射液	0.2mg	390 円

となります.

　意外にもフェンタニル注がもっとも高価になります.

　ただ注射薬は基本的には漫然と続けるものではないので（もちろん中には継続的に注射薬でマネジメントしたほうが良いケースも少ないながら存在しますが），厳密なコスト計算よりも何が適しているかで考えるのが良いとは思われます.

　　また，オピオイドの減量についてもひと言触れておきます.

　　疼痛の原因が，例えば手術や放射線治療，化学療法などで除去・縮小されれば，当然のごとく疼痛は緩和されます. 最近は腫瘍のサイズが変化なくても，化学療法の効果で症状が緩和される場合もあります.

　　そのような場合に同量で継続していると，眠気などの増悪につながります.

　　それまでは過量ではなかったのが，過量になるのです.

オピオイドの減らし方は増やし方の逆に行えば良いでしょう.

貼付薬は前回減量時より 72 時間あけて, 内服薬は 48 時間あけて, 注射薬は 8 〜 24 時間あけて,「痛みがなく, 眠気がある」のを確認して段階的に減らします.

ただ

※眠気が著しく呼吸回数＜10 回 / 分などの変化あり.

などという場合は, もっと早いスピードで減量する, あるいは一度中止をしてレスキューのみで対応してみるなどの手段が考えられるでしょう.

がんの患者さんには精神依存は通例生じませんが, 身体依存は生じているケースが存在します. ただしある程度はそれが抑制されるメカニズムも働いてはいるようです.

しかし急に中断したりすると, 退薬症状を惹起する可能性があります.

退薬症状を起こす「投与量」「投与期間」ははっきりしていません. ただもちろん, 多い量を長期間使用しているところに急激に中止すれば, 相対的な確率は高まるでしょう.

症状は, 全身症状, 自律神経・神経症状, 精神症状, 消化器症状など多岐にわたります.

2 〜 3 日後に最大となり, 1 週間程度で消失します.

身体依存は, オピオイドの投与に体が順応しているために起こる現象ですから, その出現を回避すべく, オピオイドは段階的に減量するのが基本です. 減量していって中止する場合も, 薬用量が 0 となる場合にはレスキュー薬を持たせて, 症状の程度が強ければ頓用は許可することも対策として考えられるでしょう.

患者さんは医療者の知らないところで, それなりに自己調節などされていることが散見されます. 突然中止することは避けるように, 伝達しておくことが重要でしょう.

さて, これまでの処方をおさらいしましょう.

まず, アセトアミノフェン 1g を 1 日 3 回（3g/ 日）で開始しました.

次に, ロキソプロフェン 60mg を 1 日 3 回（180mg/ 日）で併用開始し, ランソプラゾール OD 錠 15mg を 1 日 1 回朝で, 副作用対策として開始しました.

JCOPY 498-11711

その次に，オピオイド＋副作用対策＋レスキューで諸薬を併用開始します．

- オキシコドン　　　　　（5mg）　　　2 錠 分 2　　12 時間毎
  　　　　　　　　　　　　　　　　　　　　　　　　（例：8 時，20 時）

- オランザピン OD 錠　（2.5mg）　　1 錠 分 1　　（就寝前）
- マグミット®　　　　　（330mg）　　3 錠 分 3　　（朝・昼・夕）
- オキノーム®　　　　　（2.5mg）　　1 包　　　　疼痛時頓用
  1 時間以上あけて繰り返し使用可（注：足りるように処方してあげてください）
- ピコスルファート液 1 本
  ［使用法は別紙（p.89 の使い方を印刷したもの）で渡します］
  だいぶ処方が増えてしまいましたが，これが 2021 年現在でも基本処方です．

あともう 1 点，デュロテップ®MT パッチやフェントス®テープなどのフェンタニル貼付剤へスイッチング（変更）する際は，内服モルヒネ換算 60mg（＝オキシコドン 40mg）＝デュロテップ®MT パッチ 4.2mg＝フェントス®テープ 2mg を参考に切り替えます．逆の場合も同様です．

旧来オピオイドローテーションと呼ばれた別種のオピオイドへの変更は，最近ではオピオイドスイッチングと呼ばれています．

オピオイド同士は"不完全な交差耐性"といって，あるオピオイドに耐性が形成されて効きづらくても，別のオピオイドには耐性がそれほどでもなくよく効くことがあります．

そこで最近のオピオイドスイッチングの考え方では，当鎮痛用量ではなく，25 ～ 50%に減じた量で変更することになっています（Caraceni, et al. Lancet Oncol. 2012; 13: e58-e68）．

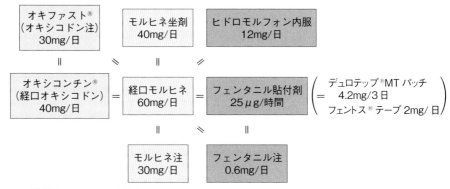

図15 オピオイド換算表

　図 15 を参考に換算してください.

　モルヒネの高用量からフェンタニルへスイッチングする際は，離脱症状を起こし得るので，少量のモルヒネを残してスイッチングするのが良いでしょう.

　一般に

○副作用の軽減を目指すスイッチングは

　　モルヒネやオキシコドン，ヒドロモルフォン ──▶ フェンタニル

　　となりますし，

○鎮痛効果の改善を目指したスイッチングは

　　フェンタニル ──▶ オキシコドン ⇄ モルヒネ ⇄ ヒドロモルフォン

　　となります. 目的にあったスイッチングをしましょう.

　これでも疼痛が残存する場合は，次の 2 パターン別に対応します. なお，オピオイドは出して終わりではありません. **オピオイドはその人に合った量に調整する**ものです. それを忘れずにいることが重要です.

1）持続痛がメインのパターン

　突出痛も 1 日何回かあるものの，基本は持続的な疼痛があるパターンの対応法です.

　レスキューの使用回数が 1 日 4 回以上が続く場合は，持続痛のマネジメント不良での見かけの突出痛の多さの可能性を考える必要があります.

　この疼痛の緩和基本方針は**ベースアップ**です.

JCOPY 498-11711

典型的なものは，「重い」「鈍い」「局在がはっきりしない」などの訴えを認める，（p.50 の）①侵害受容性疼痛の内臓痛の場合です．もちろん，②侵害受容性疼痛の体性痛や③神経障害性疼痛の場合で持続痛を前景にするパターンもそれに該当します．

　私は持続痛をすくい上げる際に「24 時間中何時間痛みますか？」という質問をします．持続痛の定義に「24 時間のうち 12 時間以上経験される平均的な痛み」というものがありますので，それを参考にします．持続痛メインのパターンのもう 1 つの特徴は，痛みの程度を数字で表した時に，持続痛と突出痛の程度があまり変わりがないことです．一方で突出痛メインのパターンは，安静時は例えば前述の NRS で 0 や 1 なのに，突出痛時は 8 や 9 などと差が大きいです．

　さてこの持続痛メインのパターン対策は，先述した **1.5 倍パターン変法の定時投与量の増量で対応します．**

　例えば内服の場合はモルヒネ換算で，$10 \to 15 \to 20 \to 30 \to 40 \to 60 \to 90 \to 120 \to 150 \to 180 \to 210 \to 240 \to 270 \to 300 \to 330 \to 360mg$ と増量してゆけば良いでしょう．**レスキューも総投与量に合わせて適宜増量することを忘れない**でください．

　持続痛が中心の場合の対応は，従来言われていた「定時投与量の増量原則に沿った増量」と「それに合わせたレスキューの増量」を柱にするもので，決して難しいものではないでしょう．

　ただ注意があります．以前は，増量法でレスキュー使用分のオピオイド量を定時量に足すという増量法が言われていました．例えば現在オキシコドン 20mg/ 日で速放性オキシコドン（オキノーム®）2.5mg/ 回を 6 回使用したので，次の増量時は $20mg + 2.5 \times 6 = 35mg$/ 日にするというものです．**私はこの方法は止めたほうが良いと思います．**

　なぜならば，よく突出痛メインのパターンにこの増量法が行われ，平常時の痛みはほぼないのに定時量がやたらに増えて，眠気ばかり出してしまうことが散見されること，また必要なレスキュー量は日によって異なることもしばしばあるので，今日レスキューが多いからといって明日もそうとは限らないこと，しかしレスキューが多い日に増量を計画すると急峻な増量となってしまうこと，がその理由として挙げられます．

　基本的に先述の「段階をおった増量法」で対応するほうが良いでしょう．

ここが間違い！

➥ オピオイドの定時投与量の増量はレスキューの分の
量をどんどん足せば良いと思っている.

2）突出痛がメインのパターン

　突出痛がメインになる代表的病態は，A）骨転移痛と，B）神経障害性
疼痛でしょう．分けて説明します.

A）骨転移痛

　この骨転移痛は，「動かした時の疼痛」つまり「体動時痛」を特徴とし
ます.

　もちろん安静時痛が軽減・消失するまでオピオイドのベースを上げる
ことは重要です．また少し動いただけでも，身じろぎだけでも強い疼痛
が出現するような場合も，ベースアップが適応です．しかし体動時痛が
完全消失する程度までオピオイドのベースを上げると，多くの場合安静
時には過量となります．ゆえに体動時痛を減らすための様々な工夫が必
要になります．それは次のものです.

ⅰ）**NSAIDs を禁忌がない限りは必ず使用する.**

ⅱ）アセトアミノフェンも併用する.

ⅲ）**ビスフォスフォネート製剤またはデノスマブを使用する.**

ⅳ）レスキューの使用を励行する．レスキュー量は痛みの程度に合わせ
　　て 1/6 量にこだわらない.

ⅴ）痛みが出るシチュエーションが決まっていれば，それより前にレス
　　キューを使用するなど工夫する（例えば食事前 30 分にレスキュー
　　服用，運動前 30 分にレスキュー服用など).

ⅵ）やみくもに定時量を増量しない.

ⅶ）**鎮痛目的の放射線治療を検討.**

ⅷ）使用できる際は（長期投与にならなさそうな時は）**ステロイドを使
　　用**するのも方法です.

ⅸ）プレガバリンも効く可能性がある.

ⅹ）緩和ケアの専門家に相談（例えば私はケタミンで骨転移痛を大幅に

緩和したこともあります．ケタミンの NMDA 受容体拮抗作用が奏効したものと思われます．最近だとメサペイン®の使用も検討されます）．

　以上，どれも重要です．組み合わせて加療してください．

　解説です．

ⅰ）NSAIDs は抗炎症作用を持ち，骨転移痛には好適です．禁忌でない限りは，基本使用するべきです．オピオイドに併用することで，鎮痛状態が好転することはよく経験されます．作用メカニズムが異なるので当然ではありますが．

ⅱ）アセトアミノフェンも併用した分の効果を得られるかもしれません．

ⅲ）ビスフォスフォネート製剤またはデノスマブは骨転移痛の緩和だけではなく骨折予防にも寄与すると言われています．ビスフォスフォネートの鎮痛効果は 40 ～ 60％に 14 日以内，効果持続は 8 週間とされています（Mannix K, et al. Using bisphosphonates to control the pain of bone metastases: evidence-based guidelines for palliative care. Palliat Med. 2000; 14(6): 455-61）．速効性には乏しいですので，先を見据えての鎮痛策の一つです．

ⅳ）突出痛メインのパターンの重要な対応は，**レスキューの使用を励行することです**．レスキュー量は決して固定した値ではないことは以前も説明しました．1 回量を標準量（1 日定時総量の 10 ～ 20％程度の速放性オピオイド）より増やしても良いということです．

ⅴ）痛い時，あるいは痛くなる前に速やかに投与できる方策を採ることが，患者さんの気持ちの上でも重要です．病院ならば自己管理も検討してください．

ⅵ）レスキュー量を定時量に足せば一気に定時量が増えることになりかねません．また定時量を上げても，安静時過量を招き，眠気を出すばかりで，体動時痛も完全に抑えられない，という状態になりがちです（注：このあたりの事情は拙著『世界イチ簡単な緩和ケアの本』『誰でもわかる医療用麻薬』に詳しいです）．だからこそ「**定時量は慎重に増やし，レスキューは多くなっても良い**」という患者・家族・医療者教育が必要です．レスキューの使用回数が多くなるとすぐに定時量増量を提案する医療者がいますので，この突出痛メインパタ

ーン時の適切な対応について伝えて周知する必要があります.

vii）放射線治療にて 60 〜 90％で何らかの痛みの軽減が認められるとされていて，必ず専門家に相談すべきです．原疾患によって有効性に多少の違いがあるとされ，疼痛緩和率が高いのは前立腺がんや乳がんで80％以上，疼痛緩和率がやや劣るのは肺がん（60％）や腎がん（48％）であるとされています＜緩和ケアのための医師の継続教育プログラム；PEACE＞.

途中ですが，次をお願いします.

ここが間違い！

➡ 骨転移痛なのに放射線科にコンサルトしない.

viii）ステロイドの抗炎症作用は骨転移の炎症にも有効な可能性はあります.

ix）プレガバリンも骨転移痛に奏効する可能性が示唆されています.

骨転移痛があっても，ある時までは顕著な疼痛がないということもあります．それがある時点から疼痛を発生し，患者を苦しめます．どうもそれには脊髄後角でのニューロンの変化が関係しているとされています.

無害の刺激にも反応するワイドダイナミックレンジニューロン（WDRニューロン）の比率ががん誘発骨痛では増えることが動物モデルでは確認されています（Stubbs M. Causes and consequences of tumour acidity and implications for treatment. Mol Med Today. 2000; 6(1): 15-9. PMID: 10637570）.

そのような変化と並行して，脊髄後角の神経の興奮性亢進が起きて，無害な刺激によってさえも同部位が興奮することになり，痛みの自覚や増大が生じるというメカニズムが指摘されています.

動物モデルでこの脊髄後角の易興奮性（hyperexcitability）を緩和する効果をプレガバリンが有していることがわかっています（Cherny N, et al. editors. Oxford Textbook of Palliative Medicine 5th ed. Oxford University Press; 2015）.

JCOPY 498-11711

したがって，骨転移痛でもプレガバリンの使用を検討しても良いかもしれません．

x）緩和ケアの専門家は手数が多いので，やはり困ったら気軽に相談して頂くのが良いでしょう．

iii）のビスフォスフォネート製剤とデノスマブについて説明します．

ビスフォスフォネート製剤の代表的なものはゾメタ®であり，デノスマブはランマーク®です．前者は，破骨細胞の機能障害およびアポトーシスを誘導することで破骨細胞による骨吸収を抑制する作用を示します．後者は，「多発性骨髄腫及び骨転移を有する固形癌の骨病変においては，RANKL（という蛋白質）によって活性化された破骨細胞が骨破壊の主要な因子である．デノスマブは RANKL 経路を阻害し，破骨細胞の活性化を抑制することで骨吸収を抑制し，がんによる骨病変の進展を抑制すると考えられる」というものです（添付文書より）．

どちらの薬剤にも共通する副作用として，**低カルシウム血症と顎骨壊死**があります．

低カルシウム血症に関しては，高カルシウム血症の治療に対して用いる以外の場合［つまりカルシウム値［血清カルシウム値＋（4－アルブミン値）］が 10.5 以上ではない場合］にはカルシウムの補充が必要です．「毎日少なくともカルシウムとして 500mg 及び天然型ビタミン D として 400IU の投与を行うこと」が推奨されています．カルシウム値が最も低下するのはゾメタ®では 4 〜 7 日とされており，ランマーク®は Tmax の中央値が 8 〜 10 日とされており，その頃は特に注意が必要です．なおランマーク®投与中の患者さんの補正カルシウム値が正常〜低値の場合は，デノタスチュアブル配合錠の 1 日 1 回 2 錠の経口投与が行われています（ただし保険適応は RANKL 阻害剤のみでビスフォスフォネート製剤にはない）．

また顎骨壊死に関しては，抜歯などの歯科処置や局所感染が関連するとされていることから，これら製剤の投与前には歯科受診にて検索・処置を行うことが重要です．また投与中は口腔内の保清も重要とされ，また侵襲的歯科治療の回避が推奨されます．一度出現すると骨壊死の転帰が不良とされているため，予防が大切です．

ゾメタ®はクレアチニン・クリアランスに応じて減量が必要です（添付文書に適切量は記されています）が，通常は 4mg を生理食塩水に溶いて 15 分以上かけて点滴します．高カルシウム血症に対しては 1 週毎の投与となっていますが，骨転移に対しては 3 ～ 4 週間間隔での投与となります．

　ランマーク®は 120mg を 4 週間に 1 回，皮下投与します．重度の腎機能障害のある患者は低カルシウム血症を起こすおそれがあり注意を要します．

　骨関連事象の予防において，特に知見が集積されているのは「乳がんの骨転移」「骨髄腫（骨病変の有無にかかわらず）」「ホルモン抵抗性前立腺がんの骨転移」の場合です．他の固形がんに対しては，一定のコンセンサスは得られていません．鎮痛に関しても有効なのが示唆されているのは上記の 3 腫瘍ですが，鎮痛補助薬としては他の治療（鎮痛薬や放射線治療等）が無効な場合に考慮されるものではあります（武田文和，他監訳．トワイクロス先生の緩和ケア処方薬．第 2 版．医学書院；2017）．

　発熱，筋肉痛，関節痛などの急性の炎症反応が起こる確率は 25 ～ 50 ％と高いため，（繰り返し使用時に軽減されることもあり）特に初回投与時等は患者さんに説明しておくと良いでしょう．

ゾレドロン酸とデノスマブのコスト

ゾメタ	4mg	24066 円
ゾレドロン酸	4mg（各社）	8811 ～ 9368 円
ランマーク皮下注	120mg	47550 円
デノタス	1 錠	17.7 円　1 日 2 錠

　ゾレドロン酸は後発品が出たので多少安価になりましたが，それでも高価です．ランマークは薬剤の値段にプラスして，デノタスの分もかかります．
　正直な話，高価な薬剤ですから，「乳がんの骨転移」「骨髄腫」「ホルモン抵抗性前立腺がんの骨転移」以外の場合はルーチン的投与は控えたほうが良いでしょう．

JCOPY 498-11711

▶骨転移痛の処方例

オピオイド治療に加えて

①ロキソプロフェン　3錠　分3　毎食後

②アセトアミノフェン1g　1日3回内服（3g/日）

③ゾレドロン酸 4mg ＋生食 100mL を 15 分以上かけて
点滴静注（4 週毎）
もしくは
ランマーク® 120mg を皮下注射（4 週毎）
★放射線治療の検討を忘れずに！

B）神経障害性疼痛

　典型的なものは，骨盤神経叢浸潤に伴う下肢痛や，大動脈周囲リンパ節転移から腹腔神経叢や後腹膜神経叢浸潤を介した腹痛・背部痛などです．腫瘍あるいは脊椎転移して変形した骨が神経根や脊髄を圧迫して発生するのも神経障害性疼痛です．中でも，骨転移した椎骨が脊髄を圧迫して出る下肢のしびれ（★これは早急に放射線治療やステロイドの使用を考慮する腫瘍学的緊急症です！　通常の鎮痛治療を悠長にやっていてはいけません．ベタメタゾンもしくはデキサメタゾンを 8 ～ 16mg/ 日使用し，放射線科に緊急照射を依頼してください．推測予後が長ければ手術も検討されます）などもそれに該当するという話も述べました．

　特徴は「異常感覚を伴う痛み」です．

　具体的には，「しびれた感じ」「ちりちりぴりぴりする」「電気が走る感じ」「触っただけで痛い（アロディニア）」「灼熱感がある」「じんじんとうずく感じがする」などの表現型を取ります．この神経障害性疼痛もやみくもにオピオイドを増量すると，「眠気は強いけれども，異常感覚を伴う痛みも緩和されない」という状態となってしまうことも少なくありません．

　持続痛が緩和されるまでは，あるいは眠気が出るまでは，通常にオピオイドの定時投与量を増量して構いません．

　しかし神経障害性疼痛に対するオピオイドの効果は内臓痛ほどよくあ

りません．ゆえに，どこかで障害に行き当たることが少なくないでしょう．具体的には，痛みはとれないのにどんどん眠気ばかり強くなってしまうようになることがしばしばあります．

　骨転移痛も神経障害性疼痛も，それにもかかわらずやみくもにオピオイドの「定時投与量」が増やされがちなのでご注意ください．異常感覚を伴う痛み，神経障害性疼痛には，鎮痛補助薬の使用が重要です．まず神経障害性疼痛をすくいあげるために，疼痛の性状を聞くようにし，疼痛に異常な感覚が付随していないかを聴取することが第一歩です．

　次の方針で臨みます．

0）NSAIDs を使用します．またアセトアミノフェンも併用します．ただし効果は厳しい場合があります．

ⅰ）「内服モルヒネ換算 120mg/ 日でも痛みが緩和されない場合」あるいは「眠気ばかり増えて異常感覚を伴う痛みが取れない場合」，鎮痛補助薬の併用を開始します．

ⅱ）レスキューの使用を励行する．レスキュー量は痛みの程度に合わせて 1/6 量にこだわらない．

ⅲ）痛みが出るシチュエーションが決まっていれば，それより前に使用するなど工夫する．痛みが「出そうな時」も予防内服するように伝える．

ⅳ）やみくもに定時量を増量しない．

ⅴ）**鎮痛目的の神経ブロックを検討**．放射線科にも相談．

ⅵ）使用できる際は（長期投与にならなさそうな時は）**ステロイドを使用する**のも検討されます．

ⅶ）緩和ケアの専門家に相談．

　以上，こちらもどれも重要です．組み合わせて加療ください．

　解説です．

0）NSAIDs やアセトアミノフェンの神経障害性疼痛への効果は厳しいかもしれませんが，試みる価値がないわけではありません．NSAIDsも中枢性の作用があることが確認されていますし，ある程度の奏効を示すこともあります．併用できるならば，オピオイドと併用して

JCOPY 498-11711

みて疼痛の変化を評価すると良いでしょう.

ⅰ）重要です．鎮痛補助薬のすべて，で説明します.

ⅱ）突出痛メインのパターンの重要な対応は，レスキューの使用を励行することです．レスキュー量は決して固定した値ではないことは以前も説明しました．神経障害性疼痛も突出痛が著しい形を取ることがあるので，レスキューの使用法はとても重要です．1回量を標準量（1日定時総量の 10 ～ 20％程度の速放性オピオイド）より増やす手段もあります.

ⅲ）痛い時，あるいは痛くなる前に速やかに投与できる方策を取ることが，患者さんの気持ちの上でも重要です．病院ならば自己管理も検討してください.

ⅳ）レスキュー量を定時量に足せば一気に定時量が増えることになりかねません．また定時量を上げても，安静時過量を招き，眠気を出すばかりで，突出痛も完全に抑えられない，という状態になりがちです．**だからこそ「定時量は慎重に増やし，レスキュー回数は多くなっても良い場合がある→レスキュー回数が多いと必ずベース量を増やす，というわけではない」という患者・家族・医療者教育が必要です．レスキューの量が多くなるとすぐに定時量増量を提案する医療者がいますので，この突出痛メインパターン時の適切な対応について伝えて周知する必要があります．**持続痛がマネジメントされても突出痛が出現する患者さんが 7 割程度いるという指摘もありますから，レスキューの使用＝悪，レスキューを使わなくなるのが良い鎮痛加療，という観念を捨てることが大切です.

ⅴ）熟練者の神経ブロックは非常に有効な神経障害性疼痛の緩和策です．ぜひ熟練のペインクリニシャンに相談しましょう．難点は専門家の少なさです．放射線治療も間接的に奏効することがあるかもしれません．ただし，骨転移した椎骨が脊髄を圧迫して出る両下肢のしびれ・運動障害の場合は放射線科医や整形外科医に先に相談すべきです．これは早急に放射線治療やステロイドの使用を考慮する腫瘍学的緊急症です！　通常の鎮痛治療を悠長にやっていてはいけません．下肢麻痺が完成すると，機能予後はとても悪くなります．ベタメタゾン（あるいはデキサメタゾン）を 8 ～ 16mg/ 日使用し，放射線

科に緊急照射を依頼してください.

vi）ステロイドは腫瘍周囲浮腫の軽減から，神経障害を緩和し，神経障害性疼痛も緩和し得ます．しかし必ずしも効果が良い場合ばかりとは言えなさそうです.

vii）緩和ケアの専門家は手数が多いので，やはり困ったら気軽に相談して頂くのが良いでしょう.

さて，神経障害性疼痛と言えば，鎮痛補助薬，と思ってください.

これらは本来他の疾病の治療に用いられるもので，鎮痛効果（特に神経障害性疼痛に対して）を持つ薬剤群です．鎮痛補助薬の神経障害性疼痛全般に対する有効性は40～60%と言われます．難点は，慢性疼痛でのエビデンスはありますが，がん疼痛に対するエビデンスが（増えてはきているものの）十分ではなく，保険適応がない薬剤も多いことと，主に眠気等の副作用があることです.

図16に鎮痛補助薬の最小治療数（NNT）を示します.

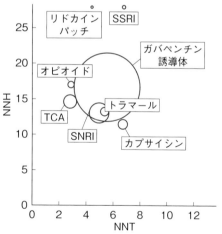

NNT : number needed to treat
NNH : number needed to harm

図16 鎮痛補助薬のNNT

（森田達也. 緩和治療薬の考え方，使い方. 中外医学社：2014）

オピオイドが第一選択なのは変わりませんから，がん性疼痛の神経障害性疼痛でも，まずはオピオイドの開始・増量が第一選択にはなります.

JCOPY 498-11711

　三環系抗うつ薬は NNT は低い（鎮痛効果は良い）のですが，抗コリン作用など様々な副作用が継続の際の問題になります．したがって，最近は使用する機会は減っています．

　図 16 や各種ガイドライン等を参考に，必要な鎮痛補助薬を最小限に絞り込んで（それでも十分です）紹介します．

　まず**ステロイド**です．これは十分説明しました．**オピオイドも神経障害性疼痛に奏効します．オキシコドン**は世界のガイドラインの中で推奨されているものもあります．動物実験ではオキシコドンはモルヒネやフェンタニルと比べて神経障害性疼痛の指標に対して良好な効果を得ている（Minami K, et al. J Pharmacol Sci. 2009; 111(1): 60）など優れている可能性がありますが，臨床的にはその優位性はあまり実感されないです．

　その他の薬剤として，**選りすぐりの 3 剤で紹介します．**

　第 2 版まではアモキサピンが 3 剤に入っていましたが，最近は使用することはほとんどなくなり（他薬で対応可能なことが多いため），**私も最近はほとんどこの新 3 剤で加療しています．**それを紹介します．

【鎮痛補助薬のすべて】

1 プレガバリン

ここが間違い！

☞ 内臓痛にも積極的にプレガバリンを出す.

緩和スペクトル

痛（癌 **神** 骨 蠕 筋）**全** 食 便
不眠 呼 嘔 妄 胸 腹 腸 **浮** 静

あだ名	鎮痛補助薬の新「表の顔」
ここが○	現在不動の，鎮痛補助薬の表の第一選択品
ここが△	添付文書用量より低い量から開始しないと眠気やふらつきが出やすい．内臓痛や骨転移痛にまで早くから処方されがち
一口アドバイス	鎮痛補助薬の新・定番品．運転は避ける.
適応時期	特にⅠ，Ⅱの時期です.

薬価

リリカODあるいはカプセル	25mg	65.2円
リリカODあるいはカプセル	75mg	108.8円
リリカODあるいはカプセル	150mg	149.6円
プレガバリンOD	25mg	21.8円
プレガバリンOD	75mg	36.3円
プレガバリンOD	150mg	50.1円

JCOPY 498-11711

2 デュロキセチン

ここが間違い！

☛ デュロキセチンはうつを治して痛みを和らげると思っている.

痛（ 癌 神 骨 蠕 筋 ） 全 食 便
不眠 呼 嘔 妄 胸 腹 腸 浮 静

あだ名	鎮痛補助薬の新「裏の顔」
ここが○	現在不動の，鎮痛補助薬の裏の第一選択品
ここが△	三環系抗うつ薬ほどの効果はないか．嘔気の可能性
一口アドバイス	鎮痛補助薬の新・裏の定番品
適応時期	特にⅠ，Ⅱの時期です．

薬 価			
サインバルタカプセル	20mg	145.2円
サインバルタカプセル	30mg	196.6円

3 ミルタザピン

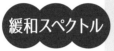

あだ名	鎮痛補助薬界の新人
ここが○	ノルアドレナリン作動性で鎮痛補助薬の可能性．嘔気がない．
ここが△	エビデンスが少ない．単独では効果乏しいとの指摘も
一口アドバイス	鎮痛補助薬の新たな可能性

薬　価			
	リフレックス錠	15mg	118.3円
	レメロン錠	15mg	121円
	ミルタザピン	15mg	23.7円

　国際疼痛学会（IASP）の EBM に基づいた推奨（Dworkin RH. et al. Pain. 2007; 132: 237-51）での神経障害性疼痛の第一選択は（一部の）三環系抗うつ薬，SNRI，$Ca^{2+}\alpha2\delta$ リガンド（プレガバリンやガバペンチン）等となっており，私の推奨に比較的近いです．

　プレガバリンから説明します．

　プレガバリン（リリカ®，覚えやすいですね）は，ガバペンチン（ガバペン®）の（鎮痛作用での）改良品と言えるでしょう．

　作用機序は，電位依存性 Ca^{2+} チャネルの $\alpha2\delta$ サブユニットに結合して Ca^{2+} の流入を抑制し，興奮性神経伝達物質の遊離を抑制するというガバペンチンと同じ機序を持っています．利点はガバペンチンと違って，投与量に比例して血中薬物濃度が線形に上昇することです（ガバペンチンは非線形）．ガバペンチンと異なって 1 日 2 回投与なのも使用しやす

いです.

　現在は,「抑うつ等の精神症状が強くなければ」第一選択として良いで
しょう.多くの場合,第一選択となるはずです.なお海外では全般性不
安障害への適応が通っています.

　以前は他にもカルバマゼピン(三叉神経痛に効果あり.眠気が強くて
使いづらい)やクロナゼパム(鎮痛補助薬としてのほか,ミオクローヌ
スに効きます),メキシレチン,バルプロ酸ナトリウムなどが鎮痛補助薬
として使われてきましたが,**今はプレガバリン**,そう覚えておけば良い
でしょう.他は忘れてしまって支障ありません.プレガバリンは効果と
副作用のバランスが良く,使用しやすさでは秀でているからです.

　使い方のポイントは,**添付文書用量より低い量から開始しないと眠気
やふらつきが出やすいということ**です.具体的には25mg 2錠を1日1
回(50mg/日)程度から開始します.

　$50 \rightarrow 100 \rightarrow 150 \rightarrow 200 \rightarrow 250 \rightarrow 300mg$ と,効果と副作用をみな
がら,2〜3日毎に増量してゆきます.投与初期はより慎重に(3〜7
日毎)に増量したほうが良いかもしれません.もちろん疼痛が改善すれ
ばその量で維持して良いです.

　腎機能低下時は慎重な投与が必要です.

表6 腎機能障害時のリリカ®投与量

クレアチニン・クリア ランス(mL/min)	≧60	≧30-<60	≧15-<30	<15
1日投与量	150〜 600mg	75〜 300mg	25〜 150mg	25〜 75mg

　上記のようにクレアチニン・クリアランスに応じて最大投与量を抑え
ます.効果がある場合は少量でも何らかの効果を示す場合もしばしばあ
るので,また副作用の出方や強さには個人差があるのでむやみやたらに
増やさず慎重に増量してゆくのが良い印象があります.腎機能が正常で
も50mg/日から始めるのが良いでしょう.

　ただし製剤のインタビューフォームによると非がんの神経障害性疼痛
において150mg/日では有意差がなく300mg/日以上で有意となった

と示されており，ある程度の増量も必要です．

　いずれにせよ「異常感覚を伴う疼痛」があり，それが内服モルヒネ換算 120mg/ 日のオピオイドでも十分な緩和が得られない，もしくはオピオイドの増量で眠気ばかり増悪させてしまうが鎮痛効果が不変な場合は，まずリリカ®と考えて頂いて良いと思います．内服モルヒネ換算 120mg/ 日未満でも，オピオイド増量で眠気ばかりが増える一方で痛みが取れない神経障害性疼痛には試みて良いでしょう．なお，プレガバリンの「ここが間違い」と「ここが△」に記したように，神経障害性疼痛ではない内臓痛にまで処方されていることがありますが，内臓痛には基本的に効果の点からオピオイド使用が優先されますので，気をつける必要があります．骨転移痛の場合も，最近は脊髄後角の易興奮性を緩和するという目的での処方が許容されるかもしれませんが，第一の選択ではないこと，他にも優先的に考えるべき鎮痛薬や方策があることに注意してください．

　基本は「異常感覚を伴う痛み」がしっかりと存在し，実際に神経障害性疼痛を起こし得る病変があることを画像等で確認した上で投与すべきでしょう．

　リリカは厚生労働省から運転を行わないように注意喚起が出されているので注意が必要です．認知への影響が知られており，認知・運動面双方から運転への悪影響が惹起される可能性があります．運転能力に大きな問題を与えなかったという報告（Tujii T, et al. Int J Gen Med. 2014; 7: 103-8）もありますが，留意する必要があるでしょう．

　次にデュロキセチンです．

　デュロキセチンは抗うつ薬 SNRI（セロトニン・ノルアドレナリン再取り込み阻害薬）です．

　誤解しないで頂きたいのですが，「うつが良くなるから鎮痛される」という機序ではありません．抗うつ薬は下行性疼痛抑制系を賦活することでうつの改善如何に関わらず鎮痛効果を示します．したがって，抗うつ薬のうつの改善効果は数週間かかるのが通常ですが，鎮痛効果はもっと早くから出現し得ます．1 週以内という指摘もあります．

　ただし，がんの進行期の患者さんの中には，相当数のうつや不安が強

い症例が隠れています．ゆえに時折，鎮痛補助薬としての効果は今ひと
つでも，継続していると精神症状が緩和されて結果として疼痛閾値が上
昇したり，それこそ抑うつの改善ですっかり諸症状が緩和されてくる症
例もあるため，ケースを選べば「予想もつかない」効果を示してくれる
こともあります．がん患者ではサイトカイン異常により倦怠感，食欲不
振，抑うつが生じることが知られており（Yennurajalingam S, et al. Oncologist.
2016; 21: 384-90），潜在的に抑うつが存在することも少なくありません．

　通常の鎮痛補助薬効果を期待するプレガバリンが「表」の鎮痛補助薬
ならば，単なる鎮痛補助薬に留まらない効果を期待し得るデュロキセチ
ンは「裏」の鎮痛補助薬なのです．

　副作用は消化器症状，眠気などです．投与初期に嘔気が出現すること
があります．

　セロトニン作用が嘔気の原因となっており，特に投与初期に出ると継
続が不可能となることもありますから，モサプリドなど5HT4受容体刺
激作用を持つ薬剤の初期の併用が推奨されます．

　副作用は相対的に三環系抗うつ薬よりは少ないので，その点は相対的
には使用しやすいです．印象では，「うつの改善を目的としていない」こ
とを伝えたほうが，アドヒアランスが良いような気がします．

　しかし嘔気やふらつき，めまい，頭痛など，種々の副作用の頻度は決
して低くはないため，処方意図の十分な説明と共有が必要です．

　デュロキセチン（サインバルタ®）は**20mgを朝1回で開始し，効果
と副作用をみながら1週以上あけて40mgまで増量します**．線維筋痛症
や慢性腰痛には60mg/日という適応になっていますが，忍容性は患者
ごとに異なるため，慎重な判断が必要で，一律に増量すべきではないで
しょう．

　NNT（Number Needed to Treat）つまり何例治療すれば1人の改
善を認めるか，という指標でみるならば，**SNRIは三環系抗うつ薬やオ
ピオイドよりも劣ります**．けれども三環系よりも副作用は相対的には少
なく，また一度経験すると（非精神科医には）驚愕を禁じ得ない「うつ
の改善」による諸症状の改善効果，疼痛閾値の上昇効果により，「裏」効
果を期待して投与を検討して良い薬剤だとは考えられます．デュロキセ
チンは眠気が他の抗うつ薬と比較して少ないこと，意欲改善効果を持つ

とされていることも進行がんの患者さんには利点ではあります.

　特に進行がんの患者さんは，がんそのものによる炎症性サイトカイン血症が，抑うつ類似の状態（あるいは抑うつ）を招来することが知られており，気がつかれていない抑うつも多く存在します.

　もう一点，デュロキセチンは急な中止で，中止後発現症状をきたすことがあります. 4 週間以上の継続投与後に，急に減量や中止を行うと出現するとされており，多くは 2 日以内の発症と言われています. パロキセチンでしばしば出現することが知られていますが，デュロキセチンも起こし得ますので，減量・中止時には漸減してゆくことが重要です.

　さて以前は，プレガバリンにデュロキセチンの 2 剤に，三環系抗うつ薬のアモキサピンを加えていました. 三環系抗うつ薬は神経障害性疼痛に一連の鎮痛補助薬の中で最も強い（つまり数値として少ない）NNTを持っています. ただ抗コリン作用があり，SSRI や SNRI などの新しい抗うつ薬と比較して使いづらい側面があります. アモキサピンの副作用は，他の三環系抗うつ薬に比べると抗コリン作用が弱いのですが，同作用があるために，口の渇き，便秘，尿閉，動悸などがあり，他に眠気，めまい，立ちくらみなどがあります.

　三環系にも種類があって，アモキサピンは例えばアミトリプチリンほど鎮静作用が強くないこと（それゆえ，患者さんが眠気で耐えられないということが少ない）や，抗コリン作用も同薬ほどではないため，使用しやすい側面はありました. また抗うつ効果の発現も他の三環系よりは早いと言われています. それでも数週間の観察は必要だと思われ，その間のアドヒアランスの改善を図るためには十分な説明が必要です. 鎮痛効果は一般に抗うつ効果より早く現れます. さらに不眠に関しては数日後から改善する可能性があります. 一方で三環系はせん妄に関しては増悪させる可能性があるため，せん妄がある患者には向いていません.

**　アモキサピン（アモキサン®）は 10mg 分 1 夕か就眠前程度から開始して，50mg まで増量可能です.**

　実は今もって強力な利点があります. 勘の良い読者はもうおわかりですね.

　それは下を注目です.

JCOPY 498-11711

薬 価	アモキサンカプセル	10mg	5.9円
	アモキサンカプセル	25mg	11.9円
	アモキサンカプセル	50mg	19.3円

　そう，安さは圧倒的です．

　ただ使用される機会は確実に少なくなったことから，今回は3薬としてのポジションからは取り下げました．

　さて，こうして最近はプレガバリンとデュロキセチンの二枚看板体制が続いてきたのですが，エビデンスはまだ十分とは言えない（あるいは単独では効果が乏しいとの指摘もある）も鎮痛補助薬として有望な薬剤としてミルタザピン（リフレックス®，レメロン®）があります．

　がん性疼痛ではまだ十分なエビデンスが得られていません[7]が，線維筋痛症の疼痛では有効性が示唆され[8]，がんの骨転移に対してもプレガバリンとの併用でプレガバリン単独よりも早期から効果を得られたという報告[9]もあります．

　ミルタザピンはSSRIやSNRIとはまた異なった機序を持つ抗うつ薬です．NaSSA（Noradrenergic and Specific Serotonergic Antidepressants）と呼ばれ，ノルアドレナリン作動性・特異的セロトニン作動性抗うつ薬という分類になります．

　作用機序は，中枢神経のα2受容体を阻害してノルアドレナリン遊離を促進し，またセロトニン分泌を増やしつつヒスタミン受容体やセロトニン受容体（5HT2，5HT3）を阻害する一方で，セロトニン5HT1A受容体への刺激を選択的に強めるとされています．したがって，ノルアドレナリン作用→鎮痛補助薬としての可能性，抗ヒスタミン作用→眠気，5HT1作用→抗うつ効果，5HT2遮断→眠気，5HT3遮断作用→制吐作用という作用を併せ持っています．

　眠気が強いため症例によっては使用しづらいのですが，一方でがんの患者さんは睡眠障害を抱えている場合が多く（概日リズム変調などがしばしば起きています），また疼痛自体も睡眠の障害となることがあるため，むしろ副作用を主作用の1つとして使うことが可能と言えます．

　同薬を投与している例にも，おそらく下行性疼痛抑制系賦活や抗うつ効果を介しての，神経障害性疼痛の軽減例があります．ノルアドレナリ

ン作用があるので理論上は鎮痛補助薬としての効果があっても違和感はありません.

またデュロキセチンはセロトニン作用からの嘔気が，アモキサピンも抗コリン作用からの便秘などが問題になります．がんの患者さんは嘔気がある方も多いため，嘔気を出しうる薬剤が処方しにくいです．その点，ミルタザピンには5HT3遮断作用からの制吐効果があるというのは大きな強みでありましょう．その特性ゆえに，嘔気がある神経障害性疼痛事例にも使用しやすいです．がんの患者さんにとって嘔気を出しうる薬剤は非常にナーバスになりうるところです．その副作用がないことは利点です.

リフレックス®（あるいはレメロン®）の投与法は，7.5mg（1錠15mgの半量）分1就寝前から開始して，1〜2週毎に15→30mgと増量．眠気の持ち越しが強ければ就寝前ではなく夕食後投与に変更，とします．リフレックスの半減期は長く23.3〜32.7時間とされています．強い眠気自体は数日で軽快してくることがしばしばあり，最初の説明が大切です．また眠気がそれなりにある場合は，増量は慎重にしたほうが良いでしょう.

また「内服できない場合」の話もしておきましょう.

実は鎮痛補助薬は「飲めない」患者への良い薬剤がありません．そのような飲めない事例にも使用可能なのは，リドカイン注（キシロカイン®注）です.

とはいえ飲めない事例でも持続皮下注射もしくは持続静注でまずはオピオイドを使用すれば良いですし，オピオイドで症状緩和が難しくかつ内服困難な場合でも，神経ブロックが施行可能な疼痛に対しては，周囲に優れた神経ブロックの施行医がいればそれを施行してもらえば良いとは考えます．したがってリドカインが絶対必要かというとそうではありません.

けれども，時に内服不能な例に使用して鎮痛補助薬として良好な効果を得たり，がん性腹膜炎に伴うつっぱり感，咳嗽，吃逆（しゃっくり）などにもリドカイン注の使用が奏効することがあります．これらの症状が他薬でマネジメントできない場合，内服困難例で注射のオピオイドを

用いているが難治性の神経障害性疼痛が続いている場合などに考慮されるでしょう．持続注入の場合，リドカインと代謝産物の蓄積が傾眠などを遅れてもたらすことがあるので注意が必要です．

　処方例は次のようになります．

▶処方例

　静注用キシロカイン 2％（1A ＝リドカイン 100mg/5mL）を 10A（1000mg/50mL）とし，同液を 1mL/ 時で持続皮下注あるいは持続静注．様子を見て効果があるようならば 2mL/ 時に増量．
あるいは疼痛以外の諸症状（腹部のつっぱり感や膨満感，咳嗽，吃逆）に単回で静注用キシロカイン 2％1A ＋生食 50mL を 15 〜 30 分で点滴．

| キシロカイン注ポリアンプ2% | 5mL | 76円 |
| GE リドカイン塩酸塩注2% | 5mL（各社） | 59円 |

1日使用量は500 〜 1000mgなので，後発品だと295 〜 590円/日．

　特に神経障害性疼痛は，オピオイドを増量しても，痛みは取れずに眠気ばかり増えてしまうケースがあります．オピオイド過量投与の温床となります．

　プレガバリンがオピオイドの使用量を抑えたという報告もあります[10]．

　異なったメカニズムで作用することを考えると，基本はオピオイドで増量し，それでも眠気ばかり増えてしまって痛みが取れないようならば，早めに鎮痛補助薬を組み合わせて加療するのが現在は好適だと考えられます．

　まとめます．

▶鎮痛補助薬の処方例

①神経障害性疼痛のある例に，通常は

リリカ®25mg　1〜2錠　分1　就寝前　で開始.

(25 →) 50 → 100 → 150 → 200 → 250 → 300mg と数日毎に増量.

　（効果があれば適量で維持）

②神経障害性疼痛に抑うつ症状や不安が合併すると思われる症例は，あるいはプレガバリンが無効・継続不能な症例は

サインバルタ®20mg　1カプセル　朝

効果と副作用をみながら1週以上あけて 40mg/ 日まで増量.

あるいは

②′アモキサン®10mg　1カプセル　夕

効果と副作用をみながら1週以上あけて 50mg/ 日まで増量.

③神経障害性疼痛に抑うつ症状があり，不眠や嘔気がある例. または特に嘔気を出したくない事例は，あるいはプレガバリンが無効・継続不能な症例は

リフレックス®7.5mg（1錠15mgの半量）　就寝前

効果と副作用をみながら1〜2週毎に15 → 30mg まで増量.

④薬の内服不能な場合の神経障害性疼痛例で，すでに十分量のオピオイドが使用されている際に

静注用キシロカイン2%（1A＝リドカイン 100mg/5mL）の 1A を生食50mL に溶いて 15〜30分で点滴とし，効果があれば，静注用キシロカイン2%を 10A（1000mg/50mL）とし，同液を 1mL/ 時で持続皮下注あるいは持続静注. 様子を見て効果があるようならば 2mL/ 時に増量.

★いずれも眠気などの副作用が問題になれば，そこからの増量は慎重に考えること. 無理にスケジュール通り増量しない. 効果と副作用の個人差があることにも注意が必要.

JCOPY 498-11711

神経障害性疼痛の鎮痛補助薬とコスト

リリカ OD あるいはカプセル	25mg	65.2 円
リリカ OD あるいはカプセル	75mg	108.8 円
リリカ OD あるいはカプセル	150mg	149.6 円
プレガバリン OD	25mg	21.8 円
プレガバリン OD	75mg	36.3 円
プレガバリン OD	150mg	50.1 円
サインバルタカプセル	20mg	145.2 円
サインバルタカプセル	30mg	196.6 円
リフレックス錠	15mg	118.3 円
レメロン錠	15mg	121 円
ミルタザピン	15mg	23.7 円
アモキサンカプセル	10mg	5.9 円
アモキサンカプセル	25mg	11.9 円
アモキサンカプセル	50mg	19.3 円
GE リドカイン塩酸塩注	2%5mL（各社）	59 円

　代表的な 3 剤に，かつて使用されていたアモキサンと，現在唯一の注射薬の鎮痛補助薬であるリドカインの値段を上記に挙げました.

　個人により量に対する鎮痛効果の反応性もまちまちであり，単純な比較は困難ですが，添付文書上の維持量で比較すると

リリカ	300mg/ 日	299 円 / 日
プレガバリン	300mg/ 日	100 円 / 日
サインバルタカプセル	40mg/ 日	290 円 / 日
リフレックス（レメロン）	15〜30mg/ 日	118〜242 円 / 日
ミルタザピン	15〜30mg/ 日	23.7〜42.8 円 / 日
キシロカイン（後発品）	500mg/ 日	295 円 / 日
アモキサン	25〜50mg/ 日	11.9〜19.3 円 / 日

となります.

　リリカ 300mg/ 日だと 30 日分・3 割負担で，2691 円 / 月です．ジェネリックだと 900 円 / 月になります.

アモキサンは激安で，また効果は強いものの忍容性が厳しいトリプタノールの開始量 10mg/ 日に至ってはたったの 9.8 円 / 日です．

　とは言っても，さすがに生活への影響を考えると，リリカ・サインバルタ・リフレックス（レメロン）のほうが良いとは思いますが，値段は相当違うのは事実です．

　自身が慢性の神経障害性疼痛の患者ならば前者を使用しますが，やはり価値観によっては考えも異なるかもしれません．

　　　　神経障害性疼痛への処方例は下記のようになります．

▶神経障害性疼痛の処方例

オピオイド治療に加えて

○ロキソプロフェン　３錠　分３　毎食後
○アセトアミノフェン 1g　１日３回内服（3g/ 日）
○上述の鎮痛補助薬リリカ®かサインバルタ®，リフレックス®のいずれかを開始．
○（長期投与にならなさそうならば）ベタメタゾン（もしくはデキサメタゾン）0.5mg を４〜８錠 / 日・分２　朝・昼
★神経ブロック，または放射線治療の検討を忘れずに！

　　　　さて，これで疼痛の項目は終了です．
　　　　治療の基本構造が見えましたでしょうか？
　　　　最後にまとめます．
　　　　全疼痛共通で次の通りです．
　　　①アセトアミノフェンを開始．
　　　②NSAIDs を禁忌がない限りは使用し，PPI 併用．
　　　③オピオイド開始（通例オキシコドンやヒドロモルフォン，フェントス®
　　　　0.5mg）＋制吐剤＋緩下剤＋レスキュー処方＋ / −大腸刺激性下剤

138

JCOPY 498-11711

以下疼痛種別にて分かれ道.

★持続痛メインの場合（主として内臓痛の場合）
④定時量を前述のように増量. レスキュー量もそれに合わせて増量.

★突出痛メインの場合
⑤骨転移痛の場合. 前述の通り, 骨転移痛に適した治療を行う.
⑥神経障害性疼痛の場合. 前述の通り, 神経障害性疼痛に適した治療を
　行う. 鎮痛補助薬の使用.

⑦オピオイドの副作用が多い場合などにスイッチング（オピオイドを他
　のオピオイドに変更する）. 内服や貼付のオピオイドで効果不十分な
　らば一度オキファスト®注にスイッチングしてみる.

　上記で疼痛治療はぐっと効果的に行えるはずです.

■痛みの分類　～事例と画像で考える～

　痛みについて十分聴取したら, 必ず**画像検査**を行い, 痛みの原因を評
価・確定してください. 問診はとても重要ですが, 問診だけで痛みの原
因を決めつけるのは過ちのもとです. 問診→推測→画像→確認, の習慣
を付けると, 経験知がどんどん蓄積されることでしょう.
　ここからいくつかの例をお示しします.

　まずは肝臓がんの患者さんです. 主訴は左季肋～側腹部痛.

　多発骨転移があり, 腰痛を認めました.
　NSAIDs が処方され, 左季肋～側腹部痛を胸椎転移による左神経根圧
迫と判断されたのかプレガバリンが処方されています. **余談ですが, 神
経障害性疼痛ではない内臓痛と考えられる症例までいきなりプレガバリ
ンが処方されているような事例があるので気をつけてください.** ここま
で読んでくださった皆さんには**それが間違い**であることは自明であると
思います.

痛みが良くならないということで私を紹介されました.
「どこが痛いですか?」
と聞くと,左の上脇腹だと言います.なるほど.
「痛みはどんな感じの痛みですか?」
「うーん.ずーっと痛むんですよね」
「なるほど……,すると持続している,ということですか?」
「ええ,そうです」
「痛みの……,難しいとは思うんですが,どんな感じに痛むかを教えて
もらえますか?」
「おもーい感じです」
「重い感じ,ですか?」
「ええ.ずーんと,あるいはどーんとした鈍い感じですね」
「動いた時に痛んだりはしますか?」
「しないです」
「ちょっと打診しても良いですか」
「いいですよ」
痛みを自覚している部分をトントンと打診します.
「どうですか?」
「うーん,変わらないですね」

さて,皆さん,これはどういう痛みでありましたでしょうか?

続けます.
― 性状からすると,内臓痛のようだな……
「先生,これは脾臓の痛みですか? 左側にあるのは脾臓なんだよな
……って先生が仰っていたんで……」
「脾臓……,確かに左側腹部には脾臓もありますが,検査の結果を見て
みましょうね」

JCOPY 498-11711

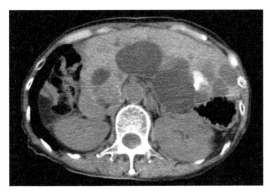

図17-1 痛みの原因はどこですか？

Chapter marker on right side

既に撮影されていた腹部CTをチェックします（図17-1）．
皆さん，わかりましたか？

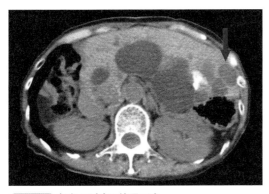

図17-2 矢印の腫瘤に注目です

　主訴は左季肋〜側腹部痛です．同部位を見てください（図17-2）．
　そう，肝臓の被膜下に腫瘍がありますよね．被膜に進展すると内臓痛を自覚します．「左脇腹」と聞くと，胸椎転移による左神経根圧迫痛や脾臓の疼痛など考えてしまいますが，本症例はきちんと問診すれば「内臓痛」であることが聴取でき，しかも画像で，肥大した肝左葉の被膜下の腫瘍が「左側胸部」〜「左側腹部」にあることが確認でき，同部位の内臓痛として矛盾しないと判断したのです．適切な医療用麻薬を開始し，

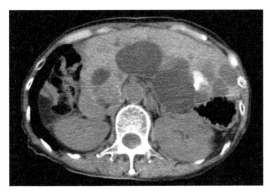

図17-1 痛みの原因はどこですか？

既に撮影されていた腹部CTをチェックします（図17-1）．
皆さん，わかりましたか？

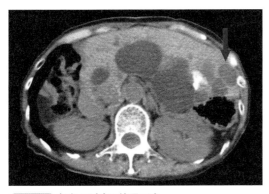

図17-2 矢印の腫瘤に注目です

　主訴は左季肋〜側腹部痛です．同部位を見てください（図17-2）．
　そう，肝臓の被膜下に腫瘍がありますよね．被膜に進展すると内臓痛を自覚します．「左脇腹」と聞くと，胸椎転移による左神経根圧迫痛や脾臓の疼痛など考えてしまいますが，本症例はきちんと問診すれば「内臓痛」であることが聴取でき，しかも画像で，肥大した肝左葉の被膜下の腫瘍が「左側胸部」〜「左側腹部」にあることが確認でき，同部位の内臓痛として矛盾しないと判断したのです．適切な医療用麻薬を開始し，

著効を得ています．

　実は余談ですが，図 17-2 の画像をよく見てください．

　そう，矢印の腫瘍近傍の肋骨の density が他の肋骨と違います．肋骨への骨転移です（骨シンチで裏付けを得ています）．

　しかし疼痛の性状が異なっていますし，「体動時痛がない」「打診しても疼痛がない」（骨転移痛の場合，これらが存在する可能性が高いです）などで内臓痛と判断しました．内臓痛なのでオピオイドがよく効くのではと判断し，実際にそうなったのですが，骨転移痛と判断したならば対応が異なる可能性があるのはこれまで述べてきた通りです．

　次の症例．

　乳がんの患者さんの腰痛です．

　どんな感じに痛いですか？

　「それがね，動かなければ全然痛くないんですよ．動くとうずくような感じでね」

　「うずくような感じ？」

　「そう，背中のここがね（指で示される），急に痛くなるんですよ．ウッとした痛みですね」

　― 随分腰の下のほうですね．

　「ちょっと軽く背中を叩いても良いですか」

　「いいですよ」

　痛みを自覚している部分をトントンと打診します．

　「う……ん，ちょっと響きますねえ」

　「そうですか．響きますか？」

　「ええ，少し」

　「なるほど……，他には気になることがありますか？」

　「特にはありません」

　「足にしびれはありませんか？」

　「しびれですか……？　うーん，ないですね」

　「例えば足の外側とかどうでしょうか？」

　「そうですね……大丈夫だと思います」

　さて皆さん，検査は何をされますか？

JCOPY 498-11711

そう，腹部 X 線，骨シンチ，腹部・骨盤腔 CT（腰椎を見られます），
腰椎 MRI など考えられますね．

　この患者さんも既に CT を受けていました．「骨もチェックしてくだ
さい」と伝票に書いていないと読影医の放射線科の先生もあえてそこに
触れていないことがあります．

　見てみます（図 18-1）．

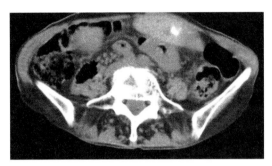

図18-1 痛みの原因はどこですか？

　痛いのは腰ですよ．
　そう……

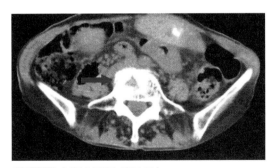

図18-2 矢印の部分に注目です

　骨の輪郭が不整ですね（図 18-2）．CT でも骨転移はわかるのです．
　さっそく腰椎 MRI をオーダーしました．

L5 の骨転移がはっきり示され
ています（図 19）.

同患者さんの処方はオピオイド
だけです．私はこれに NSAIDs を
足して，ビスフォスフォネートを
点滴し，すぐに放射線科に依頼し
ました．幸いにしてこれで腰痛は
改善しました．

それでは皆さんにご質問です．
「足にしびれはありませんか？」
の答えが下記だったらどうしま
すか？

「足にしびれ……言われてみれ
ば少しあるかもしれませんね」
「それはどこですか？」
「えっと……足の外側のほうで

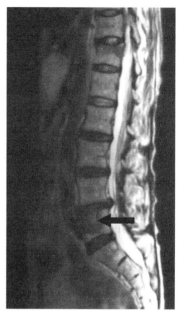

図19 矢印の L5 に転移があります

しょうか．そういえば前はなかったのに最近ありますね」
「両足ですか？」
「両足です」

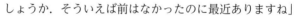

前の画像をもう一度ご覧ください（図 19）.

そう，注意すべきは脊髄の圧迫が L4/5 で認められるところ. "最近始
まったしびれ" は同病変からの可能性があります．この時点で手を打っ
ておかないと，次第に脊髄麻痺症状が出てくる可能性があります．もし
そうだった場合の対応はどうでしたでしょうか？

脊髄圧迫症状の出現に対して迅速にステロイドを使用し，すぐに放射
線科に依頼しなければいけません．運動障害が出現し，歩行困難にまで
至ってしまえば，あるいは膀胱直腸障害が出現・進行してしまうと回復
が難しい場合も往々にしてあります．運動障害が出る前に対応するのが
良いでしょう．

JCOPY 498-11711

さて次の症例はどうでしょうか？

「右足がしびれて，しびれてねえ……」

腎盂がんの女性です．既にNSAIDsやオピオイドは投与されています．

「痛みはないですか？」

「前はありました．でもお薬を出してもらってだいぶ良くなったんですよ．でも今はしびれがひどくて……」

「どこがしびれますか？」

「右の太ももですね．そこが一番ひどいです」

「他にもしびれはありますか？」

「他にはないです．右の太ももから先も少ししびれます．左は何ともないのにねえ……」

「しびれはどんな感じですか？」

「たまに電気が走るようなビリビリっとした感じがあります」

「動いた時にはひどくなりますか？」

「ならないですね．急に来ます．あまり動くのとは関係がないみたいです」

さて，この痛みの分類は何になりますでしょうか？

そして画像でどうなっているか……を想像しながら，腹部・骨盤腔CTをチェックしてください．

画像所見はこれです（図20-1）.

指し示すまでもありませんね．左右を比較すればすぐにわかります.

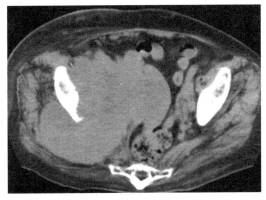

図20-1 痛みの原因はどこですか？

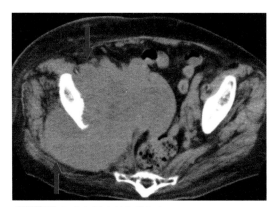

図20-2 巨大な腫瘍があります

　右の骨盤腔に巨大な腫瘍を認めます（図20-2）.

　これだけ腫瘍が増大していれば痛いですよね. 骨浸潤まであります.

　ただNSAIDsにオピオイドで, 内臓痛と骨浸潤の痛みは緩和されているようです. 巨大な腫瘍があっても, 基本的な鎮痛治療で大幅に疼痛が緩和される好例です.

　それでは残ったしびれの原因は…….

　そう, 骨盤神経叢浸潤に伴う神経障害性疼痛ですね. 疼痛の性状もまさに神経障害性疼痛のそれと合致しています.

　同症例にはプレガバリンがよく効きました. 薬剤に反応してしびれはほとんどないくらいまでになり, 画像所見が顕著であっても基本に準じた薬物選択と治療が大切だと改めて気付かせてくれた一例でもあります.

　さて最後にこの症例はどうでしょうか？

　胃がんの背部痛です. NSAIDs, アセトアミノフェン, オピオイドは既に投与されています. オピオイドを増量しても, 眠気ばかり増える一方で痛みが緩和されないとのことで紹介されました.

JCOPY 498-11711

上記の処方で緩和されない背部痛—.

さて皆さんにはもうどんな背部痛かも，ひょっとすると推測しながら，問診に入れるかもしれません．

「どんな感じの背中の痛みですか？」

「痛みは……どうも変な感覚なんですよね．背中から両脇腹まで，ちりちりぴりぴりした痛みがあります」

「動いて痛かったりはありますか？」

「ないですね」

「ずっと痛いですか？」

「最初はずっと痛かったんですが，医療用麻薬ですか？　それで少し落ち着きました．でもちりちりぴりぴりした痛みが取れなくて……」

「両側同じように痛みますか？」

「え……，そう言えば左のほうがちょっと痛いかもしれません」

さて画像はどうなっているでしょうか？

想像しながらご覧になってください（図 21-1）.

さあ，どうでしょう．

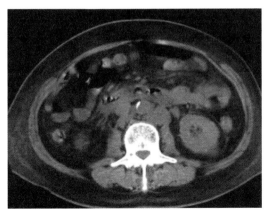

図21-1 痛みの原因はどこですか？

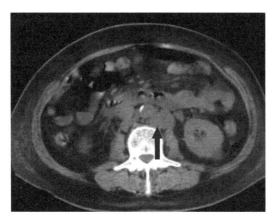

図21-2 矢印がリンパ節転移です

　大動脈周囲リンパ節転移からの，後腹膜神経叢浸潤による神経障害性疼痛ですね（図21-2）.

　この方にはデュロキセチンがよく奏効しました．本当は神経ブロックの良い適応であったのですが，ご本人が希望されず，薬物療法のみで加療しましたが，腹部の神経障害性疼痛で難治性のものは早めに専門家（麻酔科医）に相談すると良いでしょう.

　大動脈の近傍に神経が走行し，神経叢が存在していますから，大動脈周囲リンパ節転移は神経叢浸潤からの神経障害性疼痛にしばしばつながります. ぜひ念頭においておくとよろしいでしょう.

　さていかがだったでしょうか？
　私が送りたいメッセージは3点です.
①疼痛の性状をきちんと聞いて，疼痛の種別を判別すること.
②画像検査で疼痛の原因を確かめること（そして患者さんにそれを正確に説明すること⇒それだけでも安心してもらえることが少なくありません）. そのためにCTは有用（もちろん撮りすぎには注意しなければなりません）.
③疼痛に合った薬剤を選択し，また薬物治療のみならず放射線治療や神経ブロックの適応も常に考えること. 放射線科医や麻酔科医と気脈を通じること.

JCOPY 498-11711

最後に，「読影が得意な放射線科医にはできるだけ助けてもらうこと」も技術（？）としてはとても重要だと思います．一人で読めるようになっていると思ってもしばしば見逃すのが画像ですし，また関心が異なれば見える像も十分異なり得ます．ダブルチェックが基本という観点からも，読影医の助けはどんどん借りるべきだと思います．

さて，長い疼痛の項，お疲れさまでした．

「簡単」と謳っているのに，量が多くて大変だったかもしれません．しかし「簡単」だけれども，ほぼできる，と皆さんが実感して頂けるような内容にするべく必要なことは細大漏らさず述べたつもりです．

ここからは，疼痛以外に使用する薬剤たちを説明してまいります．

なお記載は引き続き「必要な部分」「臨床に役立つ話」を中心に綴られます．無味乾燥なデータの羅列はあまり意味がないと思いますので，半減期等の情報を詳述することは控えますが，処方時はそれらの薬剤プロフィールもインターネット等で添付文書等を確認の上ご処方頂くと良いと思います．

■参考文献

1) 武田文和，他監訳．トワイクロス先生のがん緩和ケア処方薬．医学書院；2013.

2) Rostom A, et al. Prevention of NSAID-Induced Gastroduodenal Ulcers. Cochrane Database Syst Rev. 2002; (4): CD002296.

3) Lee MA, et al. Retrospective study of the use of hydromorphone in palliative care patients with normal and abnormal urea and creatinine. Palliat Med. 2001; 15(1): 26-34.

4) Babul N, et al. Hydromorphone metabolite accumulation in renal failure. J Pain Symptom Manage. 1995; 10(3): 184-6.

5) Lee KA, et al. Evidence for neurotoxicity due to morphine or hydromorphone use in renal impairment: a systematic review. J Palliat Med. 2016; 19(11): 1179-87.

6) Byas-Smith MG, et al. The effect of opioids on driving and psychomotor performance in patients with chronic pain. Clin J Pain. 2005; 21(4): 345-52.

7) 武田文和，他監訳．トワイクロス先生の緩和ケア処方薬．第2版．医学書院；2017.

8) Miki K, et al. Efficacy of mirtazapine for the treatment of fibromyalgia

without concomitant depression: a randomized, double-blind, placebo-controlled phase IIa study in Japan. Pain. 2016; 157(9): 2089-96.

9) Nishihara M, et al. Combinations of low-dose antidepressants and low-dose pregabalin as useful adjuvants to opioids for intractable, painful bone metastases. Pain Physician. 2013; 16(5): E547-52.

10) Mishra S, et al. A comparative efficacy of amitriptyline, gabapentin, and pregabalin in neuropathic cancer pain: a prospective randomized double-blind placebo-controlled study. Am J Hosp Palliat Care. 2012; 29(3): 177-82.

JCOPY 498-11711

4 ブロマゼパム坐剤

ここが間違い！

◀ ブロマゼパム坐剤を緩和医療で用いていない．

緩和スペクトル

痛（癌 神 骨 蠕 筋）全 食 便
不眠 呼 嘔 妄 胸 腹 腸 浮 静

あだ名	坐剤の主 " 薬 "
ここが○	あらゆる症状にある程度は効く．
ここが△	最末期には使用に一定の注意が必要
一口アドバイス	病院で，在宅で，とても使える坐剤です．ぜひ導入してください．
適応時期	全時期で使えますが，特にⅡ・Ⅲ期です．

薬 価

ブロマゼパム坐剤	90.6円

　ブロマゼパムの坐剤です．

　4章目にするくらいなので，重要な薬剤です．

　この薬剤の特徴はベンゾジアゼピン系薬剤である，ブロマゼパムの「坐剤」であるということです．抗不安薬の坐剤です．坐剤ですので，経口摂取ができない患者さんにも使用できます．

同薬は抗不安作用，鎮静作用，筋弛緩作用，抗痙攣作用などを有していますが，抗不安作用は強力です．呼吸困難や予測性嘔吐にも奏効します．

　なぜこの薬剤が「あらゆる症状に効く」のか，と言うと，やはり症状の増悪が不安を増強し，さらに苦痛の閾値を下げるという悪循環が腫瘍の高度進行期（前にお示しした p.15 の II の時期以降など）の患者さんにはしばしば認められることと無縁ではないと考えられます．単なる「抗不安薬」というくくりを超えて，症例によっては（不安の増強で閾値が下がっている場合の）「疼痛」の改善，（休息の時間を設け生活にメリハリをつける“エネルギー温存療法”の補助として）「全身倦怠感」の改善，腹水の貯留による「腹部膨満感」の苦しさの緩和など，様々な効果を示すことがあります．特に通常の緩和策は既に行っているのにも関わらず，症状の緩和が今ひとつで，また不安等の要素の関与が考えられるケースに向いています．

　ただもちろん，内服や舌下が可能ならば，ロラゼパム（内服あるいは舌下）やアルプラゾラムを優先して用いて良いでしょう．内服困難などになった場合に，このブロマゼパム坐剤が活躍するということになります．最高血中濃度到達時間も 3 時間で，アルプラゾラムの 1.46 時間，ロラゼパムの 2 時間（未変化体）よりは遅いです．

　予後が短い週単位以下となった時期—III の時期—には，軽度の鎮静薬としても用いることができます．ただ，ミダゾラムほどの鎮静効果を求めるのは困難です．

　また全身状態が不良な際は，効果発現が早く半減期が短い薬剤のほうが，速効性や調節性が良く，また安全性が高いという特徴があります．持続性に作用するブロマゼパム坐剤よりも，ミダゾラム点滴のほうが安全性の高い可能性があるのです．

　一方で，坐剤であるということは，在宅でも使用しやすい，という利点があります．私自身はホスピスで繁用しているのを見て，在宅や大学病院でもこれを使用してきていますが，特に高度な鎮静が必要な状態にまで至ることが少ない（患者さんの苦痛が相対的に少ないために，です）在宅医療においては，III の時期の身の置き所のなさに対してご家族にも協力してもらってブロマゼパム坐剤でマネジメントした事例がしばし

ばあります．身の置き所のなさがあっても，この薬剤で最期まで苦痛なく過ごせることもしばしばです．身の置き所のなさが著しくない場合の持続鎮静をブロマゼパム坐剤の定時投与で行えることもあります．

　そのような最終末期でなくても，患者さんの不安は見過ごされがちで，実際には不安をベースとした苦痛の閾値低下が隠れていることは多々あります．ブロマゼパム坐剤で「ずっと休めていなかったのに，今日は寝た」と挿肛後一定時間眠ることで，非常に苦痛が緩和されたという事例もあります．

　最終末期には半量投与にするなど注意して使用することが必要です．

　ただ一般医療機関で，患者さんに強い最終末期の身の置き所のなさが出ている場合などは，当然ブロマゼパム坐剤では効果不足ですから，ミダゾラムを第一選択にすべきでしょうし，ミダゾラムのほうが半減期の短さや用量の微調整ができる分だけ安全と思われます．鎮静目的の場合は，苦痛がとても高度な症例に用いると「何だ効かないな」という感触になってしまいますので，そこまでではない症例に使用すると考えておくと良いと思います．

▶ブロマゼパム坐剤の処方例

他の症状緩和策は既に行っているのにも関わらず，当該苦痛症状が取れないⅡやⅢの時期の患者さんの苦痛に対して
ブロマゼパム坐剤 3mg　1 個　挿肛
（様子を見ながら追加可）

ブロマゼパム坐剤のコスト

レキソタン錠	2mg	5.9円
GE セニラン錠	2mg	5.7円
GE アルプラゾラム	0.4mg	5.7円
GE ロラゼパム	0.5mg	5.1円

　坐剤という形態のためにか，内服薬のベンゾジアゼピン系薬よりも圧倒的に高価です．

　しかしあくまで終末期の，限られた時間に，頓用で使用することが通例の薬剤であるということを鑑みると許容されるのではないかと考えます．

▶説明例

「坐薬で使える抗不安薬です」

「ただ○○さんの場合は，不安を抑えるというよりは，△△の症状を抑えるために使います」

「眠くなりますので，その点はご留意ください」

「(間欠的鎮静の場合) 休める時間を確保するためにブロマゼパム坐薬を使います」

JCOPY 498-11711

5 呼吸困難の治療法

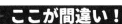

ここが間違い！

サチュレーションが正常ならば呼吸困難はないと考えている．患者さんに正常値であることを説明し，納得してもらっている．

呼吸困難の頻度はがんの種類・病期によりますが，21 〜 90％と言われており（Thomas JR. Lancet Oncol. 2002; 3: 223-8），また進行がん患者の70％が最期の 6 週間で呼吸困難を経験している（Reuben DB. Chest. 1986: 89; 234-6）とされています．

実は結構多い症状なのです.

けれども一般病棟などでは疼痛の影に隠れて（あまり聴取されず），しばしば見逃されます．特に呼吸困難は「主観的な症状」であるため，**サチュレーションの値で判断してはいけない**，ということは最低限の知識として知っておくと良いでしょう．**サチュレーションの値が正常でも，呼吸困難があれば緩和しなければいけません．呼吸不全があってもなくても，呼吸困難は起こるためです.**

さて，呼吸困難の治療法はどうすれば良いでしょうか.

低酸素血症がなくても酸素投与が効果を示すことがあるので，まずは酸素投与を考慮します．ただカニューレやマスクを厭われる場合もありケースバイケースとは考えられます.

その次が薬物療法です.

呼吸困難に奏効する薬剤群は 3 つあり，その頭文字で MST（MS Tablet = MS コンチンのこと）と覚えます．M はモルヒネ，S はステロイド，T はトランキライザー（マイナートランキライザー）です.

これらを単剤もしくは組み合わせて治療します.

　まず, 予後が月単位ならば, ステロイドを使用するので良いと思います. ベタメタゾン・デキサメタゾンの 4 ～ 8mg/ 日で開始します (病態によって量を設定します). その後の調整法はステロイドの項 (→ 1 章) を参照ください.

　「ステロイドが奏効する病態に限って」とする書籍も多いですが, それが事前に完全予測できないので, 一度使用してみて評価するということが好適だと考えます. がん性リンパ管症や気管・気管支圧迫及び閉塞などの病態への効果が知られています (武田文和, 他監訳. トワイクロス先生の緩和ケア処方薬. 第 2 版. 医学書院: 2017). 効果の有無の評価は 1 週間程度で行い, 継続可否を決定します.

　次に, モルヒネ速放製剤もしくは抗不安薬を頓用で開始します. 抗不安薬は単剤での効果に関しては十分なエビデンスは存在しないのですが, 現場では効果を示す事例もあるので, 患者さんの状態をよく観察して, ということになるでしょう.

　一般には呼吸回数が多いものにはモルヒネ製剤が好適であり, 不安を伴うものには抗不安薬が適応ですが, 第一選択薬としてはモルヒネ製剤が優先されるでしょう.

　なお, 腎機能障害でモルヒネ製剤が使用し難ければ, オキノームやナルラピドで代用可能です.

　代表的処方例を示します.

▶呼吸困難緩和の頓用薬

①オプソ®　　　　　　5mg　　1 包　内服 (頓用)
もしくは
アンペック®坐剤　10mg　1/2 個　挿肛
あるいは
②ロラゼパム　　　0.5mg　　1 錠　内服 (頓用)
　＜舌下投与可能＞
もしくは
アルプラゾラム　0.4mg　　1 錠　内服 (頓用)

JCOPY 498-11711

もしくは
ブロマゼパム坐剤　3mg　　1個　挿肛

　　上記で対応し，それでも呼吸困難が持続的に強いようならば，**まずは
エビデンスの強さから考えてモルヒネの定時投与から選択し，それでも
効果が不十分ならば，抗不安薬の定時投与併用を考えると良いでしょう．**
なお私は出せる時は両方出していることが多いです．また**呼吸困難への
モルヒネの効果は疼痛に使用するよりも少ない量で奏効することが知ら**
れており，**モルヒネの効果不十分な際にその定時投与量の増量を第一と
するよりは，まず抗不安薬を重ねるほうが優先されると私は考えていま
す．**なお抗不安薬は，**頓用に使用する薬剤は最高血中濃度到達時間が短
く半減期も比較的短い薬剤（一般に切れが良い）を，定時薬には半減期
が長い薬剤（一般に安定して奏効する）を選択するのが良いでしょう．**

　　なお，腎機能障害でモルヒネ徐放製剤が使用し難ければ，代わりにオ
キシコドンやヒドロモルフォンを用いることができるでしょう．

▶呼吸困難緩和の定時薬

①MS コンチン®10mg　1日2回　12時間毎（レスキューはオプ
ソ®5mg/回）
もしくは
モルヒネ注の持続静注または持続皮下注射を5〜10mg/日で開
始〔例：1％塩酸モルヒネ®注原液（10mg/1mL）と生食の1：1
の溶液の持続皮下注射を時間0.05mL（＝1.2mL/日＝6mg/日
＝内服換算12mg/日）で開始〕
（レスキューは1時間量早送り．15分以上あけてくり返し投与可）
※①で効果不良ならば下記を①と併用
②セパゾン®1mg　1日2回　朝・夕【呼吸困難増悪時頓用はロラ
ゼパム0.5mg】〔セパゾン®は2mg 1日2回（4mg/日）まで増
量可〕
もしくは

ロラゼパム　0.5mg　1日2回　朝・夕【呼吸困難増悪時頓用は
ロラゼパム 0.5mg】〔定時投与のロラゼパムは 0.5mg 1日3回
(1.5mg/ 日）まで増量可〕
もしくは
ブロマゼパム坐剤 3mg　1日2回・1回1個　挿肛
※②の①との併用で効果不良ならば，①を慎重に増量．増量法は
　疼痛時に準じる（前述の第3章の方法で）．

　　印象としては，"MST"（モルヒネ・ステロイド・マイナートランキラ
イザー）の3剤をうまく使いこなせば，鎮静が必要な時期まではある程
度の症状緩和はなされるものと考えます．逆に，鎮静が必要な時期は，
①（オピオイド）を増やし続けるのではなく，しっかり間欠的鎮静を始
めてゆくことが重要です．余命日単位の呼吸困難にはオピオイド及びそ
の増量はしばしば力不足です．

　　セパゾン®（クロキサゾラム）は最高血中濃度到達時間3時間，半減
期16時間，効果持続時間6〜12時間のベンゾジアゼピン系薬剤であ
り，強力な抗不安作用を有しますが，催眠作用や筋弛緩作用はそれほど
ではなく使いやすい薬剤なので，私はしばしば使用します．

　　最後にもう1点．オピオイドが有効な呼吸困難は呼吸回数が多く低酸
素血症が重度ではないものです．呼吸回数が少なく低酸素血症が重度の
事例は非有効で安全性も乏しく注意が必要であり，基本的に最終末期の
ケースには向いていないことに注意が必要です．

薬 価

セパゾン	1mg	5.7円

JCOPY 498-11711

呼吸困難薬とコスト

　推奨される薬剤がある程度決まっている（またこの本では既出）であること，呼吸困難に関しては他系統の薬剤とのコスト比較で加療が検討されるわけではないことなどから，詳述は行いません．

　ベンゾジアゼピン系薬はおしなべて安価ですが，がんの呼吸困難の緩和薬での第一選択薬は基本的にはモルヒネか代替薬のオキシコドンです．ヒドロモルフォンも奏効する可能性があります．

▶説明例

「○○さんの息苦しさに効く薬剤を処方します」
「眠くなって症状を緩和するのではなく，息苦しさを起こすメカニズムに
　働きかけることで，苦しさを和らげます」

6 フェノバルビタール（注射と坐剤）

ここが間違い！

- フェノバルビタールは怖い薬と思って，緩和医療で使わない．

緩和スペクトル

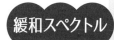
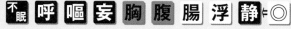

あだ名	最強の鎮静薬
ここが◯	ミダゾラム等ベンゾジアゼピン系薬の効果が薄い場合でも強力かつ安定した鎮静が可能．少量持続投与では浅い鎮静も可
ここが△	効くまでに 24 時間以上かかること
一口アドバイス	意外に使えるお薬です．
適応時期	III の時期に限ります．
注射	皮下投与可能

薬　価

フェノバール注射液	100mg	72円
ルピアール坐剤	100mg	63.3円
ワコビタール坐剤	100mg	70.7円

　ミダゾラム等のベンゾジアゼピン系薬剤では鎮静が不十分なことがあります．効果の個人差や，繁用による耐性の影響を受けることが同薬に

は認められます.

　その際は側管からフルニトラゼパムを追加したり，ブロマゼパム坐剤を追加したりなどして対応します（ハロペリドールは，鎮静効果自体は弱いので，せん妄を合併している場合以外は大きな効果は望めません※）.

※せん妄の場合も終末期せん妄だとハロペリドールのみでは鎮静不十分なケースが多く，ベンゾジアゼピン系薬の併用が必要となることが多いです.

　そのような際に「確実な鎮静」の手段として用いることができるのがフェノバルビタールです．一度鎮静がかかった際の効果の確実性は他の鎮静薬を大きく上回ります．この薬剤があるからこそ，ミダゾラム等のベンゾジアゼピン系薬での鎮静困難例も恐れるに足らず，といったところです.

　フェノバルビタールは，5 ～ 10mg/ 時の少量だと，意識下鎮静あるいは浅い鎮静状態に導けることがあります．これは呼べば起きるが，普段は寝ていて，苦しい顔（苦顔）も体動もない＜苦痛緩和できている＞という深さの鎮静です．もちろん個人差があるので，上記用量でも深い鎮静になってしまう場合もあります.

　深い鎮静に導く際には，20 ～ 50mg/ 時の投与量で行います．自験例では 30mg/ 時を超えて必要だった例はほとんどありません．一度鎮静が効いた際の確実性・安定性は前述の通りでかなり秀でており，ミダゾラムで鎮静が困難な例に同薬を用いて奏効した場合などは（普段それを見たことがない）医療者も驚くほどです.

　濃度の上昇が緩やかなので，深い持続的鎮静が安定した場合は，むしろ投与量の漸減も考慮されるでしょう．濃度が上がり続けて過量投与のリスクがあります.

　もちろん，全鎮静薬による生命の短縮効果が明確に認められた事例はごく少ない（1.8%）（日本緩和医療学会．編．苦痛緩和のための鎮静に関するガイドライン 2010 年版．金原出版: 2010）ですし，持続的鎮静が生命予後を短縮しないことも本邦の研究で明らかになっています [1]．フェノバルビタールの慎重な使用が余命短縮に直結するわけではないので，心配する必要はありませんし，ご家族にもそれを十分説明する必要があるでしょう．いまだに呼吸抑制→死という説明が散見されるのは残念なことです.

フェノバルビタールの唯一の欠点は，濃度上昇がゆるやかなことです．一般に効果発現は 24 時間以上かかります．これが唯一かつ最大の難点です．ゆえに「先を見越して」使わないと，薬剤が奏効する前に最期が訪れてしまい，かつ苦痛が取れなかった……ということになりかねません．投与開始時に 50 ～ 200mg の追加投与を行っても良いとされています（製剤の特徴としてはそのほうが良いだろうとも考えられます）が，それでも効果発現が明らかに早くなるということは多くないようです．

ゆえに，フェノバルビタールの開始は早めに決断せねばなりません．ミダゾラムの持続鎮静を開始しても，鎮静状態が不良で頻繁に他薬を含めた追加投与を必要とする際には躊躇なく「併用」を開始するのが良いでしょう．その際に必要なのは，やはり「24 時間はかかる」という説明です（効果を待っているのはご本人やご家族もつらいものです）．

　なお在宅でもフェノバルビタール坐剤を用いて，持続鎮静を行うこともできます．この際も効果発現には時間がかかりますから，例えば速効性があるブロマゼパム坐剤などを併用する必要があるでしょう．

　とにかくその揺るがぬ確実な鎮静から，私は意外に……どころかかなり必要な鎮静薬だと思っています．

▶ミダゾラム等で鎮静不良の場合に

①フェノバール® 持続皮下注射を原液（100mg/1mL）で 50 ～ 200 mg を早送り後，0.2mL/ 時（＝ 20mg/ 時）で開始．状態を見ながら 0.05mL/ 時ずつ増量．最大量は 50mg/ 時．
なお，確実に深い鎮静がかかるまでは，ミダゾラム等の既に行っている持続鎮静は継続．確実な鎮静がかかったことを確認後，それらは中止可能．効果発現まで 24 時間以上はかかることを十分に説明，共有する．

②在宅の場合などで，持続皮下注射が難しい場合
ルピアール®（あるいはワコビタール®）坐剤 100mg　1 日 2 ～ 3 回挿肛＜様子を見ながら加減する＞．効果発現まで時間が 24 時間以上かかるのでそれを説明・共有するのは注射と同様．

JCOPY 498-11711

③ご本人やご家族が深い鎮静ではなく，浅い鎮静を望まれるも，ミ
ダゾラムによる鎮静不良の場合
フェノバール®持続皮下注射を 0.05mL/ 時（= 5mg/ 時）で開始.
状態を見ながら 0.1mL/ 時（= 10mg/ 時）まで増量可能. 効果発
現まで 24 時間以上はかかることを十分に説明，共有する.

フェノバールとコスト

フェノバール注射液	100mg	72 円
ルピアール坐剤	100mg	63.3 円
ワコビタール坐剤	100mg	70.7 円

　主として人生最期の数日，あるいは長くても週単位の命に対しての薬剤であり，深い鎮静に必要な量としても，フェノバール注ならば 20 ～ 30mg/ 時であることから，480 ～ 720mg/ 日であるので，だいたい 360 ～ 580 円 / 日程度，ルピアール坐剤ならば約 190 円 / 日です. 競合薬もありません.
　その確実な鎮静効果を考えれば許容される負担なのではないかと思います.
　コストよりも，おそらく深い鎮静に伴いコミュニケーション困難・不能となるのが不可避なので，その十分な相談・検討が重要なのは言うまでもありません.

▶説明例

「これまでの薬剤で鎮静の効果が不安定なので提案します」
「命を短くすることによって苦痛緩和する薬ではありません」
「今使っている鎮静薬よりも安定して効きますが，それは裏を返せば，コ
　ミュニケーションの困難性はさらに強まるというところでもあります.
　ご希望はいかがでしょうか？」
「効くまではタイムラグがあります. 24 時間以降に薬の効きが正しく評価
　できます」

■参考文献

1）Maeda I, et al. Effect of continuous deep sedation on survival in patients with advanced cancer (J-Proval): a propensity score-weighted analysis of a prospective cohort study. Lancet Oncol. 2016; 17(1): 115-22.

7 せん妄の治療薬

　周囲に精神科医がいれば相談可能ですが，いつでもそんな恵まれた環境にはないと推測されます．私も大学病院に勤務するまでは周囲に精神科医がおらず，したがって自ら様々な抗精神病薬を処方・使用していました．習熟すれば非精神科医にもある程度以上使いこなすことができると思いますし，実際に奏効した際の効果はやはり大きなものがあります．ぜひとも皆さんにも，精神症状の対応法を身につけて頂きたいと願います．

　臨床に使える最低限度の処方，というスタンスはここでも変わりません．

　ここでは3剤説明します．私が使用しているのも，それらで大半です．

A　クエチアピン

ここが間違い！

➡ クエチアピンを糖尿病でも出してしまう．

緩和スペクトル

痛	（癌	神	骨	蠕	筋）	全	食	便
不眠 せん妄	呼	嘔	**妄**	胸	腹	腸	浮	静

あだ名　せん妄治療の第一選択

ここが○	きちんと眠気も出る.
ここが△	糖尿病の際には使用できない. 口腔崩壊錠や液剤ではない.
一口アドバイス	とにかく使ってみましょう.
適応時期	特にⅡの時期です. Ⅲでも内服可能ならば

B ペロスピロン

緩和スペクトル

痛（癌	神	骨	蠕	筋）全	食	便
不眠 せん妄	呼	嘔	妄	胸 腹	腸 浮	静

あだ名	せん妄治療の第二選択
ここが○	糖尿病でも使用可能
ここが△	口腔崩壊錠や液剤ではない.
一口アドバイス	同じく使ってみましょう.
適応時期	特にⅡの時期です. Ⅲでも内服可能ならば

C ハロペリドール

ここが間違い！

← 「落ち着かない」のならば, どんどんハロペリドールを増量する.

JCOPY 498-11711

緩和スペクトル

痛（癌	神	骨	蠕	筋）全	食	便
不眠・せん妄	呼	嘔	妄	胸	腹	腸	浮	静

7

せん妄の治療薬

あだ名	せん妄治療の点滴薬
ここが○	点滴で使用可能
ここが△	錐体外路症状，アカシジア
一口アドバイス	非定型抗精神病薬の出現で，点滴がある以外の利点は減りました．
適応時期	II, III の時期です．
注射	皮下投与可能

薬　価

セロクエル	25mg	32円
GE クエチアピン錠	25mg	10.4円
ルーラン	4mg	15.2円
GE ペロスピロン	4mg	8.3円
セレネース注	5mg	91円
ハロペリドール注	5mg	57円

　せん妄は，脳の機能不全によって意識変容をきたした状態で，注意障害や認知障害を伴います．意識変容とは，疎通はある程度可能であるにもかかわらず，つじつまの合わない言動があり，ときに興奮や幻覚を伴う意識障害のことを指します[1]．

　診断基準は，米国精神医学会の DSM-5 によると下記になります（簡略化しています）．

A．注意障害と意識障害：ボーっとしていて，周囲の状況をよくわかっていない

B．短期間で出現し日内変動：1 日の中で症状のむらがある．急激な発症

C．認知の異常：見当識障害，知覚障害，記憶欠損，視空間異常など

D．AとCの障害は先行する神経認知障害によって説明されない

E．原因となる医学的疾患，薬物，あるいは身体要因が存在する

　入院しているがん患者のせん妄の有病率は 10 〜 30%，がん終末期の患者では 85% になるとされており[2]，非常にありふれた病態ですが，看護師は 8 割を見逃しているとの報告もあります[3]．

　その理由は，せん妄の特性に根ざしています．例えば，死にたいと繰り返し訴える患者さんがいるとします．まず「抑うつ」が疑われるかもしれませんが，実はそうとは言えません．その前にチェックしなければいけないことがあります．重要なこととして，せん妄は「意識障害」を伴います．

　図 22[4] をご覧ください．

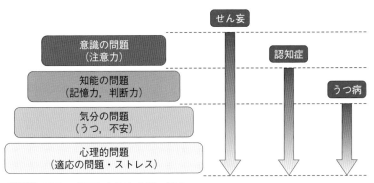

図22 問題の階層と主要な病態の対応

(上村恵一，他．がん患者の精神症状はこう診る　向精神薬はこう使う．じほう：2015. p.5)[4]

　意識障害がある状態だと，知能や気分にも影響が及びます．意識が脳全体の機能を司る部分なので，ここが障害されれば知能や気分にも障害が及ぶのです．

　それゆえ，まずせん妄の有無，つまり「意識障害があるのかないのか」から判断する必要があります．

　「死にたい死にたい」と訴えている患者に意識障害があれば，抑うつよりもせん妄を考えねばなりません．

　診断の手順は図 23[5] です．

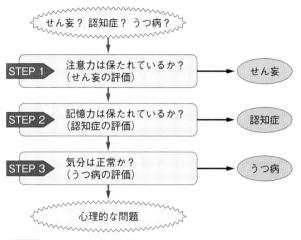

図23 アセスメントで重要なことは評価の順番

（上村恵一，他. がん患者の精神症状はこう診る 向精神薬はこう使う. じほう；2015. p.6）[5]

　また，前述の診断基準に「認知障害」とありますが，せん妄と認知症は別物です（合併することはあります）．

　認知症は急性の発症形式ではなく，また意識障害も伴いません．意識は清明です．意識が混濁している状態で認知障害があり，また急性の症状変動がある場合にはせん妄を考えねばなりません．

　せん妄は先述のデータのように極めてありふれた状態で，全身状態不良の患者は誰もが発症する可能性があります．

　せん妄のスクリーニングはいくつかのものがあり，一つは SQiD というものです[6]．

　　「いつもと様子が違いますか？」と家族，知人に尋ねる

というごく簡単なものです．

　医療者は患者の普段の様子を知らないことが多く，家族や知人からいつもとの違いを聴取することは，急性の変化があるのを認識することにつながります．認知症との鑑別にも有用です．

　本邦で開発されたせん妄スクリーニングツール（DST）[7]も簡便で，よく使用されます．

せん妄は初期に見つけて対応することが，とても大切です．上記のスクリーニングを有効に活用することです．

早い段階に見つければ，抗精神病薬（上記のクエチアピン等）でマネジメントできることも多いです．しかし対策が後手後手に回ると，抗精神病薬のみでのマネジメント不良でベンゾジアゼピン系薬を用いて何とか鎮静をするしかない状態に陥ることも稀ではありません．

とにかく早期発見，早期治療！　これはいくら強調してもし過ぎることはありません．

また治療への反応性も，予後が短い週単位以下となると，低くなることはしばしば経験されます．

肝不全や腎不全などの代謝障害（がん終末期においては一般に改善は困難なもの）は死亡直前期のせん妄の原因の 30％を占めます [8]．

せん妄には高カルシウム血症や感染症など，治療に応じて病態が改善することに伴い，せん妄も改善しうる可逆的なものと，がんの終末期における複合的な問題を背景とした不可逆的なものが存在しますが，特に余命が短い週単位以下と考えられる全身状態不良な状況では不可逆的な場合が多く，原因の治療でせん妄を改善させることは難しくなります．

そのような場合は，抗精神病薬や，それでもせん妄が高度な場合はミダゾラムなどの鎮静薬を用いて，症状を緩和する方法で対応するのが一般的です．

推測予後が非常に短い場合は，原因の解消を目指していたずらに患者を苦しめることなく，症状緩和に専念する（必要ならば鎮静的手段をも用いての）ほうが，メリットが大きいと言えるでしょう．

余命が数日となると「身の置き所のない」様態が頻繁に観察されます．

日本ではそれを「倦怠感」と表現されることが多かったのですが，世界的にはせん妄に含められることが多いようです [9]．そして終末期における鎮静を施行する原因となった疾病に関して，海外で最も多いのはせん妄です [10]．

確かに，だるさを訴える患者さんもいますが，いたたまれない様態で意識障害や意識混濁を認める患者も相応に多く，我々は文化的な背景などからこれを「倦怠感」として捉えてきましたが，実はせん妄である可能性が多くあるのです．

JCOPY 498-11711

いずれにせよ，思われている以上に，終末期後期の鎮静の原因となるものであると考えて間違いないでしょう．

さてせん妄の治療としてはまず，オピオイドや抗コリン薬などのせん妄を起こしやすい薬剤は可能ならば減量・中止するのが良いでしょう．せん妄時はしばしば疼痛の訴えが軽減することもありますので，その際はオピオイドを一度減量などしたほうがせん妄に対しては良い可能性があります．

逆に痛い痛いと訴えるものの，意識混濁があり，会話の疎通性が保たれておらず，疼痛の場所や性状をオープンクエスチョンで問うて応答することができなければ，疼痛よりもむしろ積極的にせん妄の加療を行ったほうが良い可能性があります．

せん妄の治療で考慮すべきなのが抗精神病薬の処方です．それぞれの薬剤について説明します．

クエチアピンは糖尿病には禁忌です〔なお，それは本邦のみであるようです (日本総合病院精神医学会, 編. せん妄の臨床指針. 星和書店: 2015)〕が，使いやすい抗精神病薬だと思います．非定型抗精神病薬なので，錐体外路症状やアカシジア（静座不能症．座ったままでいられない，じっとしていられない，身体が落ち着いていられないなどの症状）の頻度が少ない点と，適度な鎮静効果があるのが利点です．不眠の項でも説明しますが，せん妄も初期症状では不眠が前景に立つこともしばしばあります．その段階からせん妄の治療を開始するのが好適です．

ペロスピロン（ルーラン®）は糖尿病があっても使えます．日本総合病院精神医学会の『せん妄の臨床指針』では（糖尿病や耐糖能異常がある場合には）リスパダールよりも先に考慮されることが示されています．

ペロスピロンは，ペロスピロン及び代謝物のヒドロキシペロスピロンの双方が作用する薬剤です．セロトニン受容体の5HT1A部分アゴニスト作用を持ち，またヒドロキシペロスピロンはペロスピロンよりD2受容体拮抗作用が弱く，5HT2遮断作用が強いため，ペロスピロンがヒドロキシペロスピロンにどれくらい代謝されるか（個人差があり）によって，効果が変わりえます．

一般に，クエチアピンのほうが総合的な鎮静作用が強く，糖尿病や耐糖能異常がなければペロスピロンよりもクエチアピンが良いでしょう．

クエチアピンやペロスピロンは，半減期がリスペリドンやオランザピンよりも短く（かといって短すぎず），がん患者のせん妄治療に適していますが，リスペリドンやオランザピンと違って口腔崩壊錠や液剤がないのが，今まさに混乱・興奮が強い患者に使用してもらうことが難しい原因となっています．

とは言え，混乱や興奮が著しいと，そもそも内服系薬の使用は困難なことも多く，その場合はハロペリドールの注射薬で対応することになるでしょう．

ハロペリドールの利点は点滴があることです．クエチアピンやペロスピロンは点滴がありませんから，経口不能な場合―もちろんそれは興奮が著しくてとても内服など困難な場合も含まれますが―にはハロペリドール注を使用するしかありません．ただハロペリドールは，鎮静効果そのものはさして強力ではないので，患者のせん妄が著しい場合は単剤でマネジメントするのがしばしば困難です．その際はせん妄を悪化させる可能性もあるベンゾジアゼピン系薬の点滴を併用して鎮静させるしかありません．ただハロペリドール単剤と，それにロラゼパムを加えたものでは後者の方がよりせん妄が改善することが明らかになっている(Hui D, et al. Effect of lorazepam with haloperidol vs haloperidol alone on agitated delirium in patients with advanced cancer receiving palliative care: a randomized clinical trial. JAMA. 2017; 318(11): 1047-56) など，併用療法には利点がありそうです．

また本邦でも難治性せん妄に，ハロペリドールより鎮静作用が強いクロルプロマジンを持続皮下注射して緩和した研究も発表されました（難治性せん妄に対するクロルプロマジン持続皮下注射の有効性についての観察研究. Palliative Care Research. 2019; 14(3): 169-75）．

ハロペリドール注は筋注も可能ですが，せん妄で興奮している患者さんに筋注するのも―そんな場合は静注も困難ですが―いかに困難かつ実際にしたらどれだけ興奮されるか，想像に難くないと存じます．

「そうなる前に早めに対処する」「不眠の段階で」「あるいは夜間の言動異常の段階で」抗精神病薬を使用してゆくこと，が肝要です．もちろんせん妄を起こす薬剤の減量・中止や環境調整と並行してです．

なお錐体外路症状やアカシジアには注意が必要です．アカシジアは

「身体が落ち着かない」と動きまわったりするので，「せん妄」と勘違いされ，より抗精神病薬が強化されて悪化するという間違いを招くことに注意が必要です．

　診断に関しては精神科医の応援を頼むか，アカシジア等の出現可能性を念頭に注意深く普段から診察すること（「心や気持ちではなく，身体が落ち着かない」という訴えが手がかりになります．あるいはせん妄の意識変容があるかどうかをチェックする），一般には錐体外路症状の相対的リスクが低い非定型抗精神病薬から開始し，早期からの治療マネジメントを心がけ，大量に D2 受容体拮抗薬を使用せねばならないような事態になることを避けるのが大切でしょう．

　クエチアピンは D2 受容体拮抗作用が強くないため錐体外路症状のリスクは高くなく，ルーランもそれ自体は D2 受容体拮抗作用がそれなりにあるのですが，ヒドロキシペロスピロンがより薬効を示すためかそれほど錐体外路症状は認めません．ハロペリドール注も増やしすぎに注意することで，リスクを低減することができます．ハロペリドールで 4.5 mg/ 日を超える量の投与は，錐体外路症状のリスクを上昇させます [11]．

　抗精神病薬は認知症の患者への使用で死亡率の上昇と関与していることが指摘されています [12]．しかしながらせん妄それ自体も死亡リスクを上昇させ [13]，またせん妄の期間が長くなると死亡率が上昇することが指摘されている [14] ため，いたずらに抗精神病薬の投与を控えることよりも，せん妄をマネジメントすることのほうが，利益が高いでしょう．

▶せん妄緩和の定時薬

①糖尿病がなければ

　クエチアピン　25mg　1 錠　就寝前
　もしくは

②糖尿病があれば

　ペロスピロン錠　4mg　1 錠　就寝前
　※但し，高齢者の場合は①，②を半量にする等，慎重に投与すること．

③内服不能ならば

ハロペリドール注 2.5mg ＋生食 50mL を 30 分で点滴
※①～③を定時使用していても混乱・興奮が強い時

④上記をもう 1 回分同内容で追加

⑤それでも興奮が緩和されなければ

ミダゾラム 1A（10mg）＋生食 100mL　を 1 時間で点滴静注

せん妄対策薬とコスト

セロクエル	25mg	32 円
GE クエチアピン錠	25mg	10.4 円
ルーラン	4mg	15.2 円
GE ペロスピロン	4mg	8.3 円
GE リスペリドン OD 錠	1mg	10.1 円（最安値のもので）
GE リスペリドン内用液	0.5mg	19.9 円
ジプレキサザイディス錠	2.5mg	89.3 円
GE オランザピン OD 錠	2.5mg	17.3 円
セレネース注	5mg	91 円
ハロペリドール注	5mg	57 円

　ペロスピロンは安価ですが，対せん妄に関しては値段よりも効果と副作用を優先させるべきであり，糖尿病や耐糖能異常がなければ，クエチアピン投与が好適でしょう．

　リスペリドンやオランザピンは口腔崩壊錠や液剤で使用できる点が良い点です．

　あくまでせん妄時の薬剤で，長期使用は避けるのが望ましいため，それほどコストを意識することはない（必要もそれほどない）とは考えます．

 JCOPY 498-11711

■参考文献

1) 上村恵一, 他. がん患者の精神症状はこう診る 向精神薬はこう使う. じほう; 2015. p.61.

2) Breitbart W, et al. Agitation and delirium at the end of life: We couldn't manage him. JAMA. 2008; 300(24): 2898-910, E1.

3) Inouye SK, et al. Nurses' recognition of delirium and its symptoms: comparison of nurse and researcher ratings. Arch Int Med. 2001; 161(20): 2467-73.

4) 上村恵一, 他. がん患者の精神症状はこう診る 向精神薬はこう使う. じほう; 2015. p.5.

5) 上村恵一, 他. がん患者の精神症状はこう診る 向精神薬はこう使う. じほう; 2015. p.6.

6) Sands MB, et al. Single Question in Delirium (SQiD): testing its efficacy against psychiatrist interview, the Confusion Assessment Method and the Memorial Delirium Assessment Scale. Palliat Med. 2010; 24(6): 561-5.

7) 町田いづみ. せん妄スクリーニングツール (DST) の作成. 総合病院精神医学. 2003; 15(2): 150-5.

8) Morita T, et al. Underlying pathologies and their associations with clinical features in terminal delirium of cancer patients. J Pain Symptom Manag. 2001; 22(6): 997-1006.

9) 森田達也.「身の置き所のなさ」―概念とその変遷. 緩和ケア. 2015; 25(2): 93.

10) 森田達也. 終末期の苦痛がなくならない時, 何が選択できるのか？ 苦痛緩和のための鎮静〔セデーション〕. 医学書院; 2017. p.69.

11) Lonergan E, et al. Antipsychotics for delirium, Cochrane Database Syst Rev. 2007; CD005594.

12) Schneider LS, et al. Risk of death with atypical antipsychotic drug treatment for dementia: meta-analysis of randomized placebo-controlled trials. JAMA. 2005; 294(15): 1934-43.

13) McCusker J, et al. Delirium predicts 12-month mortality, Arch Int Med. 2002; 162(4): 457-63.

14) Shehabi Y, et al. Delirium duration and mortality in lightly sedated, mechanically ventilated intensive care patients. Crit Care Med. 2010; 38(12): 2311-18.

8 不安の治療薬

　がんの患者さんの不安の有病率は9〜19%程度といわれています（Hopwood P. Br J Cancer. 1991: 64(2): 349-52）．当たり前ですが，実際にはもっと多いことは間違いないでしょう．

　ただ単に「不安」として表出されるというに留まらず，様々な苦痛症状それ自体が不安を増して，苦痛症状を修飾するということが進行がんの患者さんにはしばしば認められます．

　ゆえに，抗不安薬が多様な苦痛症状に奏効するというのはよく経験されるところです．例えば疼痛への直接効果はなくても，不安が根底にある症例は抗不安薬を使用すると疼痛が緩和される，ということもあるのです．

　ただもちろん，まずは患者さんの「話をよく聴くこと」は基本となるでしょう．

　身体症状の診察とともに，不安となっていることはないかを十分に聴くことが重要です．

　「話をよく聴くこと」という基本を行った上で，不安が強い症例や，一定以上の不安があってそれも他の症状を修飾しているのではないかと推測される症例には，抗不安薬の使用も検討されます．薬よりもまずは患者さんの訴えに耳を傾けることが大切なのは言うまでもありません．

　抗不安薬は依存の問題が出現し得ます．したがって，推測される予後が長い場合などは処方にはより慎重になる必要があります．逆に短い月単位などの予後が推測される場合は，依存の問題が相対的に許容されると考え，必要な症例には躊躇なく用いて良いと考えられます．

　ベンゾジアゼピン系の抗不安薬は，GABA受容体上のベンゾジアゼピン受容体に作用し，結果的にCl^-イオンの細胞内流入を促進して効果を発現するとされています．

　抗不安薬の抗不安効果の発現は比較的速やかなので，早く効果を得た

い時には抗うつ薬よりも有効です．一般に抗うつ薬は奏効に時間がかかるため，不安などの症状が強い場合は，最初は併用することも考慮されます．

　また最近の一般的な制吐薬の普及とともに，難治性の嘔気としてコンサルトされる症例の中に，予測性嘔気・嘔吐と考えられるケースの割合が増えているように感じます．予測性嘔気に対してもロラゼパムなどの抗不安薬は有効で，ケース・バイ・ケースなのはもちろんですが，身体の症状に対しても十分使用が考慮される薬剤と言えるでしょう．

◆ 抗不安薬

ここが間違い！

← 話も聴かないですぐ抗不安薬．

緩和スペクトル

痛	（癌	神	骨	蠕	筋）	全	食	便
不眠	呼	嘔	妄	胸	腹	腸	浮	静

あだ名	緩和界のダークホース
ここが○	不安は苦痛症状の悪循環を形成しうるので，それを緩和することで効果を示す場合あり
ここが△	眠気やふらつき，脱力等の出現可能性．せん妄も
一口アドバイス	使いようによっては，かなり有効な場合も少なくありません．ダークホースです．
適応時期	特にⅡの時期です．Ⅰでも場合によっては

薬 価			
セパゾン		1mg	5.7円
ブロマゼパム坐剤			90.6円
<参考　GE セニラン錠		2mg	5.7円>
コンスタン		0.4mg	7.5円
ソラナックス		0.4mg	7.5円
GE アルプラゾラム		0.4mg	5.7円
ワイパックス		0.5mg	5.9円
GE ロラゼパム		0.5mg	5.1円

　　ここでは先に挙げてきたものを含めて4剤紹介しますので，違いのみお伝えします．

①クロキサゾラム（セパゾン®）

　　半減期が長い．定時に向く．筋弛緩作用強くない．

②ブロマゼパム坐剤

　　坐剤．筋弛緩作用は強い．

③アルプラゾラム（コンスタン®，ソラナックス®）

　　軽度抗うつ効果を期待できる．頓用にも使用可能．筋弛緩作用弱い．

④ロラゼパム（ワイパックス®）

　　舌下投与ができる．頓用にも使用可能．筋弛緩作用強くない．

　　使い分けは上記の通りです．

▶不安緩和の治療薬

①不安が強い際に頓用で

　　ロラゼパム　　　　0.5mg　1錠内服　頓用（舌下でも可）

②不安が持続的にある際に

　　セパゾン®　　　　　1mg　1日2回朝・夕　適宜増減

③経口不能な際に

　　ブロマゼパム坐剤　3mg　1個　挿肛

④抑うつが存在する際に

アルプラゾラム　　0.4mg　1日2回朝・夕
ただし効果不良なら抗うつ薬使用へ.

抗不安薬とコスト

セパゾン	1mg	5.7 円
ブロマゼパム坐剤		90.6 円
GE アルプラゾラム	0.4mg	5.7 円
GE ロラゼパム	0.5mg	5.1 円

　上記のようにおしなべて安価ですが，ブロマゼパム坐剤は突出して高価です.
　しかし経口薬が使用不能な場合に限られる（また飲めなくてもロラゼパム舌下でも対応できる）ので，ブロマゼパム坐剤が頓用であることがほとんどであることも考えると，必要時に使用するのはコスト的にも許容されるでしょう.

▶説明のポイント

- （がんの患者さんの場合）時期を区切って使うので，依存にはなりづらいです
- 不安を抑える薬剤ですが，症状の閾値が低下して，感じやすくなっているという病態にも効果を期待しえます
- （筋弛緩作用が強い薬剤などは特に）眠気やふらつきには注意してください. ただ出方には個人差があります
- 効果は即効性があるので，早めに判定することができます
- （エチゾラム＜商品名デパス＞については？）短時間だと濃度の上昇・低下が目立ち，がんなどの症状緩和に適しているとは必ずしもいい難いので，最近はロラゼパムやアルプラゾラムをよく使います

9 睡眠障害の治療薬

ここが間違い！

➡ 不眠はいつでもマイスリー®，アモバン®，レンドルミン®．

薬価

GE ブロチゾラムOD錠	0.25mg	10.1円
マイスリー錠	5mg	33.9円
GE ゾルピデム錠	5mg（各社）	10.1円
アモバン錠	7.5mg	15.8円
GE ゾピクロン錠	7.5mg	6.9円
ルネスタ錠	1mg	47.3円
ベルソムラ錠	10mg	69.3円
ベルソムラ錠	15mg	90.8円
ベルソムラ錠	20mg	109.9円
ロゼレム錠	8mg	86.2円
レスリン錠	25mg	13.8円
トラゾドン塩酸塩錠	25mg	6.3円

　がんの患者さんの睡眠障害は非常に多いです．

　痛み，不安，抑うつ，せん妄など，他の症状が睡眠障害を誘発することもあれば，環境が影響することもありますし，またそればかりではなく，がんの患者さんにおいては概日リズム異常が起こりやすいことが知られています．

　したがって，原因の除去・改善が重要なのは言うまでもありません．

　特に夜間の痛みはがんの患者さんにおいてしばしば問題になっていることが多く，夜間不眠と併せて疼痛やその他の身体的苦痛症状が存在す

るか否か，またそれらが不眠の原因かどうかは十分確認する必要があります．

　不眠とは一般に，昼も夜も眠れない病態を指し示し，したがってがんの患者さんは純粋な不眠よりも，夜は何らかの原因で眠れないため，昼が代償的に眠いという状態となっていることがしばしば認められます．ゆえに，夜の不眠の原因除去・改善が重要になります．

　しかしそれでもなお，夜間の睡眠障害がある場合も散見されます．

　身体因子からの概日リズム異常が生じていることがしばしばあるためです．

　疾病自体が催す概日リズム変調での不眠という要素もあるため，特に入院中などは睡眠薬等を適切に用いて対応するのが望ましいケースもよくあります．

　夜間の不眠の対処法について説明します．

　夜間の不眠はタイプ別に対応するのが重要です．4つのタイプがあります．

①入眠障害……つまり寝付けない
②中途覚醒……つまり途中で起きてしまう
③抑うつ症状がある患者の不眠
④せん妄を伴う不眠

の4つです．

　①の入眠障害はもっとも一般的な不眠です．寝付けないうちにどんどん時間が経過してしまい，結局寝るのが深夜か明け方になってしまうような場合です．

　「寝付けないのですか？　途中で起きてしまいますか？」という質問で①と②を見分けることが可能です．

　①の場合は，効果発現が速やかな「短時間型」の睡眠薬を使用します．一方で「短時間型」は持続時間も短いため，一度覚醒してしまうとなかなかまた眠れません．また，途中でもうろうとした状態のまま覚醒してしまうことやせん妄を誘発することもあります．

「超短時間型」の睡眠薬は「一定の睡眠時間を確保する」という目的からすると，進行がんの患者さんには必ずしも向いているとばかりは言えないところもあります．短時間型の代表的な薬剤はブロチゾラム（レンドルミン®）でした．同薬はベンゾジアゼピン系薬で催眠作用は 15 ～ 30 分より発現し，最高血中濃度到達時間は約 1.5 時間で半減期は約 7 時間です．

　ただしベンゾジアゼピン系薬は，転倒のリスクを上げ[1]，高齢者の大腿骨骨折のリスクを上げる[2]など，非ベンゾジアゼピン系の睡眠薬と比較した際に好ましくない作用が多い[3]ことが指摘されるようになってきました．

　そこで最近の第一選択はゾルピデムやゾピクロンなど Z が頭文字である Z 薬物に移行してきました．ゾピクロンより半減期が少し長いのが，エスゾピクロンです．

　ゾピクロン（アモバン®）とエスゾピクロン（ルネスタ®），ゾルピデム（マイスリー®）は，アモバンの最高血中濃度到達時間は 1.2 時間，半減期は 3.7 時間，ルネスタの最高血中濃度到達時間は 0.8 ～ 1.5 時間，半減期は 4.83 ～ 5.16 時間，マイスリーの最高血中濃度到達時間は 0.7 ～ 0.9 時間，半減期は 1.78 ～ 2.3 時間とされています．しかし高齢者の場合，添付文書によるとルネスタは半減期が 64％延長＜平均 69 歳＞，マイスリーは最高血中濃度到達時間が 1.8 倍，半減期は 2.2 倍になる＜平均 75 歳＞と記されています．高齢者への投与は超短時間型も超短時間型ではなくなるので注意が必要です．これは全ての睡眠薬の高齢者への投与で注意すべきことと言えましょう．全身状態が悪化している者，衰弱が進んでいる者に対しても同様な注意が必要です．

　またオレキシン受容体阻害薬である，スボレキサント（ベルソムラ®）も使用可能です．ベルソムラはこれまでの機序とは異なるメカニズムで作用します．オレキシンは睡眠と関係しており，その作用を阻害することで覚醒から睡眠への移行を促します．レンボキサントも使用可能となり高齢者でも同用量使用可能，CYP3A を阻害する薬との併用が禁忌ではない（スボレキサントは禁忌）．一方で重度の肝機能障害には禁忌と違いがあります．

　スボレキサントは女性や肥満者で，AUC（薬物濃度時間曲線下面積）

やCmax（最大血中濃度）が高まることが知られており注意が必要です.

　最高血中濃度到達時間は1.5時間で，作用時間は6〜8時間程度とされています．ただ半減期が長いため（10時間），連日の投与は血中濃度を定常状態に導く可能性が指摘されています．また依存性がないわけではない[4]ので一定の注意は必要です．マイスリーなどと同様に，睡眠しながらベッドから出たり動いたりする睡眠時遊行症が発生する可能性もあります．当然のことながら，運転は控えるべきです.

　ラメルテオンは高齢者入院患者のせん妄予防に効果がありそうです[5]が，睡眠への効果はマイルドであり[6]，位置づけは確立されていません[7]．

　上記より，まずはゾルピデム，ゾピクロンなどのZ薬物やスボレキサントが，入眠障害の患者に対して頓用使用が検討されるでしょう．スボレキサントはしばしば熟眠感でZ薬物に劣ることがあり，第一選択はZ薬物となるでしょう.

　②の中途覚醒の場合は，健常人のそれには，通常「長時間型」の睡眠薬を処方するのですが，特に終末期の患者さんは代謝が変化していることも少なくないために，「長時間型」の睡眠薬を使用すると翌朝まで持ち越されてしまうことも稀ではありません．またがん罹患者も高齢者が多いため，もとより半減期が延長しがちです.

　ゆえに私は中途覚醒の場合でもエスゾピクロンのようなZ薬物の中でも半減期が長いものやスボレキサントで対応します.

　それでも効果が今ひとつならば，ミルタザピン（リフレックス®，レメロン®）の少量や，トラゾドン（レスリン®）などにしてみます.

　トラゾドンは抗うつ薬ですが，眠気が強く出現するため，抗うつ薬というよりも不眠に対してよく用いられています．最高血中濃度は3〜4時間程，半減期は7時間程度です.

　入眠困難と中途覚醒が合併している場合も，なるべく1剤で対応しますが，時にはゾルピデムにミルタザピンなどと，入眠を促進する薬剤を比較的長時間作用する薬剤と併用するということも行います.

　非ベンゾジアゼピン系薬での対応が増えているため，ニトラゼパムやフルニトラゼパムのような「中時間型」ベンゾジアゼピン系薬の少量使用や，「短時間型」ベンゾジアゼピン系薬＋中途覚醒時同薬の少量追加と

いうような対応形式は減っています.

③の抑うつ症状（→判断法は後の項で示します）がある不眠の場合は，抗うつ薬の使用適応があります. **抑うつが合併している際は，通常の不眠と異なって，ベンゾジアゼピン系など一般の睡眠薬が奏効しないことも多いです.** また早朝覚醒も一つの特徴ですが，必ずしもそうなるわけではありません.

抗うつ薬は，抗うつ効果の発現は一般に週単位かかりますが，不眠の改善は数日で表れることもあります.

④の不穏やせん妄を伴うような不眠の場合は，ブロチゾラム等のベンゾジアゼピン系薬などの一般的な睡眠薬はむしろ不適切です. これらのマイナートランキライザーはせん妄を増悪させる可能性があるからです. Z薬物にもリスクがあります.

この場合は，先のせん妄の項目に準じて治療してください. 具体的にはクエチアピンやペロスピロンが良いでしょう. せん妄を原因とする不眠の場合は，通常の不眠患者と異なって，鎮静効果が強くない種類のメジャートランキライザー（例えばハロペリドール等）でも良好な睡眠が確保されることもあります. その一方で，抗精神病薬単剤では入眠困難で，やむを得ず入眠のための薬剤を併用せざるを得ない場合もあります. その場合もスボレキサントやトラゾドンなど，せん妄を増悪させない上に，入眠薬的な効果も多少は期待できる薬剤の併用が考慮されるでしょう.

ラメルテオンは先述のようにせん妄の予防には適していますが，発症済の例に対しては上記の薬剤の使用が優先されるでしょう.

患者さんからきちんと情報を得た上で，タイプに合った睡眠薬などを投与すれば睡眠障害の対応は怖くありません. **睡眠障害を放置すると，様々な苦痛症状の閾値を下げ得るので，睡眠障害は必ず対処する，ということを肝に銘じて頂くと良いと思います.**

また，がんの患者さんの特性を考えると，できるだけ少ない量で（高齢者の用量が設定されている場合は，高齢者の用量で，非高齢者も）開

JCOPY 498-11711

始するのが良いでしょう.

▶不眠の治療薬

①入眠困難タイプ

ルネスタ®	1mg	1 錠	分 1	就寝前
または				
ゾルピデム	5mg	1 錠	分 1	就寝前
または				
ベルソムラ®	10mg あるいは 15mg	1 錠	分 1	就寝前

②中途覚醒タイプ（抑うつなし）

ルネスタ®	1mg	1 錠	分 1	就寝前
または				
ベルソムラ®	10mg あるいは 15mg	1 錠	分 1	就寝前
または				
リフレックス®	7.5mg（15mg 錠の半量）		分 1	就寝前
または				
レスリン®	25mg		分 1	就寝前

＜リフレックス®やレスリン®は適宜増量＞

③抑うつ合併タイプ（→抑うつ治療に準じる）

リフレックス®7.5mg（15mg 錠の半量）　就寝前
入眠困難もしくは中途覚醒時は①，②の薬剤を併用
＜リフレックス®は 1 週以上の間隔をあけて適宜増量＞

④せん妄合併タイプ（→せん妄治療に準じる）

ⅰ）糖尿病がなければ
　　クエチアピン　25mg　1 錠　就寝前
もしくは
ⅱ）糖尿病があれば
　　ペロスピロン錠　4mg　1 錠　就寝前

<クエチアピン，ペロスピロンは適宜増量＞

⑤経口不能の場合

ブロマゼパム坐剤　3mg　1個　挿肛

⑥いかなる手段でも眠れない場合

ミダゾラム 10mg ＋生食 100mL を入眠するまで比較的急速に点滴し，入眠後は点滴速度を緩め，眠らせたい時間は同内容で継続し，覚醒させたい時に中止する．

☆（ただし早期から繁用すると鎮静等で用いる際に，耐性形成からの効果不足を招くので注意が必要）

睡眠系薬剤のコスト

GE プロチゾラム OD 錠	0.25mg	10.1 円
マイスリー錠	5mg	33.9 円
GE ゾルピデム錠	5mg（各社）	10.1 円
アモバン錠	7.5mg	15.8 円
GE ゾピクロン錠	7.5mg	6.9 円
ルネスタ錠	1mg	47.3 円
ベルソムラ錠	10mg	69.3 円
ベルソムラ錠	15mg	90.8 円
ベルソムラ錠	20mg	109.9 円
ロゼレム錠	8mg	86.2 円
レスリン錠	25mg	13.8 円
トラゾドン塩酸塩錠	25mg	6.3 円

基本的には長期にだらだらと続ける薬剤ではないことは重要です．
後発品が出ているベンゾジアゼピン系薬や Z 薬剤は安価です．
　一方で，まだ後発品が出ていないスボレキサント（ベルソムラ），ラメルテオン（ロゼレム）は値段が高いです．
　トラゾドンは先発品も安価ですが，後発品はさらに安いです．

JCOPY 498-11711

▶質問と説明のポイント

- どの睡眠障害かが治療に直結するので，寝付けないのか，途中で起きるのか，その両方なのかを教えてください
- 夜に他の症状があって起きるということはありますか？
- これまで使ってきた睡眠薬を教えてください
- 日中の生活支障度を教えてください．日中眠くて眠くて仕方ないことはありますか？
- がんの場合は，生物学的な理由で，体内時計の変化が起きて眠れなくなることがあります
- 睡眠薬は，（例えばがんの患者さんの不眠などに対しては）正しい使用法ならばくせになったり，どんどん効きが悪くなったりは一般にしません
- 寝酒は避けてください．睡眠薬は酒と一緒に服用しないでください
- 寝る前もスマホ閲覧やその他の光を浴びると寝付きにくくなるので注意してください

■参考文献

1) Wang PS, et al. Hazardous benzodiazepine regimens in the elderly: effects of half-life, dosage, and duration on risk of hip fracture. Am J Psychiatry. 2001; 158(6): 892-8.

2) Grad RM. Benzodiazepines for insomnia in community-dwelling elderly: a review of benefit and risk. J Fam Pract. 1995; 41(5): 473-81.

3) Buscemi N, et al. The efficacy and safety of drug treatments for chronic insomnia in adults: a meta-analysis of RCTs. J Gen Intern Med. 2007; 22(9): 1335-50.

4) Schoedel KA, et al. Assessment of the abuse potential of the orexin receptor antagonist, suvorexant, compared with zolpidem in a randomized crossover study. J Clin Psychopharmacol. 2016; 36(4): 314-23.

5) Hatta K, et al. Preventive effects of ramelteon on delirium: a randomized placebo-controlled trial. JAMA Psychiatry. 2014; 71(4): 397-403.

6) Sateia MJ, et al. Efficacy and clinical safety of ramelteon: an evidence-based review. Sleep Med Rev. 2008; 12(4): 319-32.

7) 武田文和，他監訳．トワイクロス先生の緩和ケア処方薬．第2版．医学書院：2017.

10 抑うつの治療薬

　がんの患者さんにおける大うつ病の有病率は 3 ~ 10% 程度とされて
います．

　往々にして見過ごされています．注意が必要です．

　まずは気持ちについて聴くことが重要です．次の質問をします．

1) 1 日中気持ちが落ち込んでいたりしませんか？（抑うつ気分）
2) 今まで好きだったことが楽しめなくなったりはしていませんか？
　　（興味・喜びの消失）

　このいずれかに「はい」と答えた場合，ケアが必要な気持ちのつらさ
である可能性が高いと言われています．加えて下記が存在するかを質問
していきます．「体重減少か増加または食欲減退か増加」「不眠または睡
眠過多」「精神運動静止または焦燥」「易疲労感または気力の減退」「無価
値感または罪責感」「思考力や集中力の減退または決断困難」「死につい
ての反復思考」です．

　DSM-5 の診断基準では次の A の 9 つのうち 5 つ以上が同じ 2 週間の
間に存在し，病前との変化をきたし，少なくとも 1 つは，1) 抑うつ気
分か，2) 興味または喜びの喪失であり，かつ B ~ E を満たす場合に，大
うつ病と診断されます．

A

1）ほとんど1日中の抑うつ気分

2）興味や喜びの著しい減退

3）体重減少か増加，または食欲減退か増加：1カ月で5%以上の体重の減少か増加がある．

4）不眠または睡眠過多

5）精神運動性焦燥または制止：焦燥感でいらいらしたり，何をするにもおっくうで時間がかかるようになったりする．

6）易疲労感または気力の減退

7）無価値感または罪責感：自分を無価値な存在と感じたり，過度に自分を責めたりする．

8）思考力や集中力の減退または決断困難：考えるのに時間がかかり，決断ができなくなる．

9）死についての反復思考

B　臨床的に著しい苦痛，または社会的・職業的・他の重要な領域における機能障害がある．

C　エピソードの原因は物質や他の医学的状態による精神的な影響ではない．

D　統合失調症などやその他の精神病性障害でより説明されるものではない．

E　躁病エピソードが存在したことがない．

　やってみるとわかりますが，この診断基準だとある程度以上進行したがんの患者さんの多くが大うつ病になってしまうと思います．

　それゆえ，総合的に判断することが必要です．ICD-10の診断基準を使う場合も同様です．もちろん精神科医が身近にいれば相談するのも良いでしょう．これらの診断基準を満たし，「強い気持ちのつらさ」があったり，「改善されない早朝覚醒型の不眠」があったり，抗不安薬でも緩和されない「強いいらいら」があったりなどする場合に，抗うつ薬の投与を考慮しましょう．もちろん精神医学の専門家に依頼できる環境にあれば，早めにコンサルテーションすべきでしょう．

抑うつのスクリーニングとしてはPHQ-9も使用できます．PHQ-9は総点が 0 ～ 27 点で，数字が大きいほど重度の可能性が示唆されます．10点以上になると大うつ病性障害の可能性が示唆されます．10 ～ 19点では軽度～中等度の大うつ病性障害の可能性が高くなり，20 点以上で大うつ病エピソードの既往が 3 回以上あれば中等度以上の大うつ病性障害の可能性が考えられます．PHQ-9 の 9 番目の質問項目の「自殺念慮」に数日より多い頻度でチェックが入った場合は「自殺念慮及び自殺企図」について確認する必要があり，肯定するようならば早急に精神医療の専門家に紹介する必要があります．

　抗うつ薬は奏効する場合，がんの患者さんでも時に劇的な改善を示します．「あの高度の苦痛症状の原因はうつだったんだ」と，その改善をみて痛感することも決して稀ではありません．最中には患者自身も自分が異常な状況だと自覚していないこともあり，良くなって自他ともに「あの時は異常だった」と後方視的に理解されることがありますが，最中には病識がないこともしばしばあるので，薬剤加療には一定の困難さがつきまといます．
　薬剤としては，SSRI（選択的セロトニン再取り込み阻害薬）や SNRI（セロトニン・ノルアドレナリン再取り込み阻害薬）が使用可能となり，三環系抗うつ薬に比べると全般的副作用も低減しています．
　一方で注意点もあります．SSRI や SNRI でしばしば起きる副作用が嘔気等の消化器症状で，消化管に存在するセロトニンの5HT3受容体を介して出現するとされています．嘔気はほとんどの場合 1 ～ 2 週間で改善してくると言われているので，最初の説明が重要です．またモサプリド（ガスモチン®）のような消化管運動賦活薬を初期に併用することもしばしば行われています．SNRI に限らず三環系抗うつ薬や SSRI もみんなそうですが，抗うつ薬は効果より副作用が出るほうが時期が早いので，そのことに対する十分な説明が必要不可欠です．それが不十分だと，次の外来までに効果を見ずして自己判断中止となってしまう可能性があります．
　もう 1 つ注意すべきことは，急な中止で中止後発現症状を起こすことです．中止後発現症状は三環系抗うつ薬は少なく，一方で SSRI や SNRI

JCOPY 498-11711

の比較的半減期の短いもの，例えばパロキセチン（パキシル®）＜半減期 15 時間＞やデュロキセチン（サインバルタ®）＜半減期約 12 時間＞などにしばしば認められ，4 週間以上の継続投与後に，急に減量や中止を行うと出現するとされ，多くは 2 日以内の発症と言われています．そのよくある症状として，耳鳴りやしびれ，頭痛，めまいなどの症状があります．ゆえに SSRI や SNRI はいきなり中止にせず，まず減量し 2～4 週間みて中止することや，最小規格量からの中止でも中止後発現症状をきたすのならば，例えば 2 日に 1 度の内服として 2 週程度みてから中止する（あるいは半量にして毎日とし，その後中止する）などの方法が行われています．

　SSRI や SNRI は肝臓にてチトクローム P450（CYP）によって代謝されるので，薬物相互作用をきたし得ることを覚えておかれると良いでしょう．各薬剤によって関係する CYP は異なりますので投与前に確認しておくことが良いと考えます．

　SSRI と SNRI 等に関しては比較試験が行われています．その名もMANGA のマンガスタディーの結果は下記です．

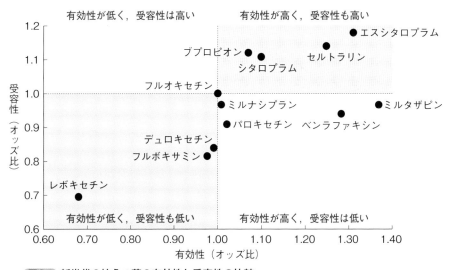

図24 新世代の抗うつ薬の有効性と受容性の比較

MANGA Study: Meta-Analysis of New Generation Antidepressants,
Cipriani A, et al. Lancet. 2009; 373: 746-58.
（図は米本直裕，他．臨床精神薬理．2010; 13: 1975-86より引用）

もっとも他にもメタアナリシスが施行され，それぞれ結果が異なります．

Lancet に 2018 年に掲載された，21 種類の抗うつ薬（国内未発売の薬剤を含む）の有効性と忍容性について 522 の臨床試験（プラセボ対照試験および実薬同士の対照試験）の結果を統合したものの結果は下記です．

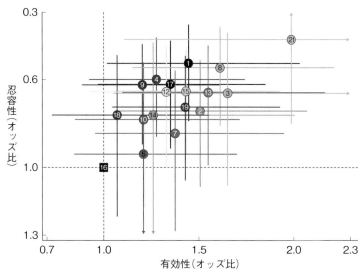

図25 抗うつ薬の実薬対照試験のネットワークメタ解析

⑯レボキセチン（国内未発売）を基準とした各抗うつ薬の有効性と忍容性のオッズ比を表す．
②アミトリプチリン（トリプタノール®他），⑤クロミプラミン（アナフラニール®），⑦デュロキセチン（サインバルタ®），⑧エスシタロプラム（レクサプロ®），⑩フルボキサミン（デプロメール®，ルボックス®他），⑫ミルナシプラン（トレドミン®他），⑬ミルタザピン（リフレックス®，レメロン®他），⑮パロキセチン（パキシル®他），⑰セルトラリン（ジェイゾロフト®他），⑱トラゾドン（デジレル®，レスリン®他），⑲ベンラファキシン（イフェクサー®），㉑ボルチオキセチン（トリンテリックス®）
以下は国内未発売：①アゴメラチン，③ブプロピオン，④シタロプラム，⑨フルオキセチン，⑭ネタゾドン
Cipriani A, et al. Comparative efficacy and acceptability of 21 antidepressant drugs for the acute treatment of adults with major depressive disorder: a systematic review and network meta-analysis. Lancet. 2018; 391 (10128): 1357-66.
日経メディカル．(https://medical.nikkeibp.co.jp/)

6剤（アミトリプチリン，エスシタロプラム，ミルタザピン，パロキセチン，ベンラファキシン，ボルチオキセチン）はそれ以外の抗うつ薬よりも有効性が有意に高く（オッズ比：1.19-1.96），3剤（エスシタロ

プラム，セルトラリン，ボルチオキセチン）は忍容性がそれ以外の抗う
つ薬よりも有意に良好だった（オッズ比：0.43-0.77）との結果です．

　私はそれらも踏まえ，鎮痛補助薬にはサインバルタ®（あるいはリフ
レックス®）を使用する他は，目的に応じて主に次のように抗うつ薬を
使用します．いずれも少量から開始します．

①抑うつからの不眠の患者へ：ミルタザピン（リフレックス®）
②うつ病と判断される患者へ，不安が強い抑うつに：エスシタロプラム
　（レクサプロ®）かセルトラリン（ジェイゾロフト®）
③神経障害性疼痛合併例に：デュロキセチン（サインバルタ®）
④内服困難な際に：クロミプラミン（アナフラニール®）

　それぞれを説明します．
①ミルタザピンは先にも述べたように，眠気を治療に利用できます．不
　眠がある抑うつの症例に好適です．
②抑うつの治療に対しては，各種薬剤の比較で優位性が示されたエスシ
　タロプラムやセルトラリン（どちらも SSRI）が良いでしょう．副作用
　も他より少ない印象です [1]．不安が前景に立つ症例にも向いていると
　考えます．SSRI や SNRI は血小板のセロトニン取り込みを阻害する
　ので血小板凝集を抑制させ，消化管出血のリスクも増やすことが指摘
　されています [2]．消化管出血のリスクが高い患者，例えば NSAIDs 継
　続使用中の患者やヘリコバクター・ピロリ感染がある事例などには，
　ミルタザピンなどの同リスクが低い薬剤が推奨されます．
③SNRI のデュロキセチンは SSRI よりは鎮痛補助薬としての効果を期
　待し得ますので，神経障害性疼痛合併症例ではこちらを優先します．
④点滴薬がある抗うつ薬が少ないので，経口不能の際の選択肢は限られ
　ます．クロミプラミンは効果が比較的早いのが利点です．私も数日で
　効果があったケースをいくつか経験しています．クロミプラミン（ア
　ナフラニール®）は点滴速度を速くすると，「随伴症状（眠気や発汗，
　嘔気等）が出現しやすい」「脳波異常が出現しやすい（点滴時間が長い
　と出現しない）」「効果持続時間が短くなる（1 時間で点滴静注した場
　合の効果持続時間約 6 時間，3 時間で点滴静注した場合の効果持続時
　間は約 24 時間）」等より点滴時間は 2 ～ 3 時間が推奨されています．

抗うつ薬の中止に関しては，いつが望ましいかの確たるエビデンスは
乏しいです．一般には寛解後も 6 カ月は薬物を継続することが推奨され
ています．がんの患者さんは生物学的な要因，例えば炎症性サイトカイ
ン血症などから抑うつ症状をきたしやすいことが知られていますが，一
般健常人に起こる抑うつとは成り立ちが異なるせいか，抗うつ薬への反
応性は比較的良い印象があります．するとがんの進行度なども中止可能
かどうかの判断にも影響するかもしれません．

▶抑うつの治療薬

①不眠が強い抑うつに

リフレックス® 15mg あるいは 7.5mg　分 1　就寝前
（1 週以上の間隔をあけて < 15 →> 30mg へ増量）

②うつ病，抑うつ状態に，不安が強い例に

レクサプロ®　10mg　1 錠　夕
（1 週以上の間隔をあけて 20mg へ増量）
もしくは
セルトラリン錠 25mg　1 錠　夕
（100mg まで増量可．投与法は 1 日 1 回のままで良い）

③神経障害性疼痛合併例に

サインバルタ® 20mg　1 カプセル　朝
効果と副作用をみながら 1 週以上あけて 40mg まで増量

④内服困難な際に

アナフラニール®注 25mg ＋生食 250mL を 2 時間で点滴
（夕方以降）
<初回は 12.5mg で，心電図で QT 延長がないのを確かめて>

JCOPY 498-11711

抗うつ薬とコスト

リフレックス	15mg	118.3 円
レメロン	15mg	121 円
ミルタザピン	15mg	23.7 円
レクサプロ	10mg	193.5 円
ジェイゾロフト	25mg	79 円
セルトラリン錠	25mg	16.5 円
サインバルタ	20mg	145.2 円
アナフラニール点滴静注液	25mg	226 円

コストはどれも似たり寄ったりといったところだと思います.

ジェイゾロフトはもう少し増量する必要があるでしょうから，そうするとだいたい同じになるでしょうが，後発品のセルトラリンは安いですね.

ただSSRIやSNRIは嘔気のことがあるので，例えばモサプリド（後発品）15mg/日の分3で併用すると，しばらくは30.3円/日上乗せになります.

抗うつ薬は比較的長く使用することになる薬剤なので，コストは重要ですが，がんの患者さんの場合も他の症状などとの兼ね合いでどの薬剤が良いかがある程度決定されるので，コスト最重視で選択されることは少ないでしょう.

▶説明

- がんの患者さんは炎症性サイトカインなどの体内因子からうつ状態に陥りやすいことが知られています
- 気持ちが弱いからうつ病になるのではありません
- 加療で軽快することも多く，ちゃんと治療を受けることが大切です
- （SSRIやSNRIの場合）最初に吐き気が出る場合があるので，対策薬を一緒に処方します
- 抗うつ薬は効果が出るまで時間がかかります．そのため止めないで継続することがとても大切です

- (リフレックス・レメロンの場合）眠気が最初強く出る可能性がありますが慣れてくる可能性があるので中止せずにまずは経過をみてください

■参考文献

1) Depression in Adults: Recognition and Management In: Guidance and Guidelines. NICE. ＜https://www.nice.org.uk/guidance/cg90/chapter/1-Guidance#treatment-choice-based-on-depression-subtypes-and-personal-characteristics＞［accessed 18 June 2017］.
2) van Walraven C, et al. Inhibition of serotonin reuptake by antidepressants and upper gastrointestinal bleeding in elderly patients: retrospective cohort study. BMJ（Clinical Research Ed）. 2001; 323(7314): 655-8.

JCOPY 498-11711

11 消化管閉塞の治療薬

◆ オクトレオチド

ここが間違い！

← オクトレオチドで消化管閉塞が改善できなければイレウス管挿入.

緩和スペクトル

痛	(癌	神	骨	蠕	筋)	全	食	便
不眠	呼	嘔	妄	胸	腹?	腸	浮	静

（蠕：消化管閉塞時）

あだ名	消化管閉塞時の重要薬
ここが○	消化管閉塞の症状緩和が期待できる.
ここが△	単剤で消化管閉塞の緩和が難しいことも. そして高価
一口アドバイス	持続投与がベスト
適応時期	全時期で
注射	もちろん皮下投与可能

薬 価

サンドスタチン皮下注用	100μg	1A	2456円
GE オクトレオチド皮下注	100μg	1A	1105円

オクトレオチドはソマトスタチン受容体に作用し，種々のホルモン産生を抑制する作用があります．消化管分泌と腸蠕動の双方を抑制します．**消化管閉塞の緩和の重要薬**です．

1 日 2 〜 3 回の点滴静注も可能ですが，半減期が 1.5 時間と短いため，**基本的には持続皮下注射**がお勧めです．配合変化をきたしやすいので，その点でも単剤持続皮下注射が良いでしょう．特にベタメタゾンやメトクロプラミドと混注すると配合変化するので注意してください．点滴ルートが重複する場合は，ステロイドをプレドニゾロンにする必要があります．実際に点滴静注では（他の薬剤と干渉して）マネジメントができなくても，持続皮下注射だとそれが可能になることがあるので，それは気に留めておかれると良いと思います．

問題点は高価であることです．

本邦での添付文書量は 300μg/ 日ですが，サンドスタチン® は 7368 円 / 日，後発品のオクトレオチドだと 3315 円 / 日かかります．1 日の値段ですから，30 日だと前者は 221040 円，後者は 99450 円かかり，3 割負担だと 66312 円 / 月，29835 円 / 月となります．

オーストラリアの研究で，デキサメタゾン 8mg/ 日，ラニチジン 200 mg/ 日，輸液 10 〜 20mL/kg/ 日にオクトレオチド 600mg/ 日群とプラセボ群に分けた二重盲検化ランダム化比較試験の結果[1] では，嘔吐なしであった日は有意な差を認めませんでした．

しかも両群で嘔吐回数の減少が認められており，ということは，デキサメタゾン 8mg ＋ラニチジン 200mg でも十分な効果が得られるかもしれない，ということです．

ステロイドが消化管閉塞を改善する可能性については示唆されてきました[2]．

すると，安価なデキサメタゾンとラニチジンで治療開始し，それでも症状緩和が不十分ならばオクトレオチドを追加する，という治療法もまた考えられます．

またブチルスコポラミン（ブスコパン®）60mg/ 日とオクトレオチド 300μg/ 日とを比較した際に，嘔吐回数と悪心の程度はオクトレオチドのほうが速やかに改善するものの，疝痛や口渇などに対しては差がなかったという研究[3] もあります．

JCOPY 498-11711

確かに悪心・嘔吐もつらいものですが，消化管閉塞の患者はしばしば疝痛に苦しめられます．疝痛に関して同等なのだったら，ブチルスコポラミン＋デキサメタゾン＋ラニチジンでも良いのかもしれません．

そういうわけで，最近は何でもかんでもオクトレオチドという考え方からは変わってきています．しかも筆者は在宅診療もしていますが，在宅の場合は必ずしも使いやすいとばかりは言えません．ケース・バイ・ケースで，ステロイド＋ラニチジンの開始でオクトレオチドなし，あるいはステロイド＋ラニチジン＋ブチルスコポラミン開始というオプションも十分勘案されるでしょう．

なお薬物療法が奏効しない際に，イレウス管の挿入が推奨される[4]と，以前のようにまずイレウス管の挿入，という考え方からは変化してきていますし，実際，薬物療法を先行させて良いでしょう（挿入しなくて済むことが大半であるため）．

オクトレオチドがもっとも**好適なのは下部消化管閉塞**です．劇的な改善を認めることもあります．一方で**上部消化管閉塞の場合の効果は今ひとつ**の場合も多々あります．

注意点は，**オクトレオチド先行投与で単剤加療した場合に，しばしば消化管閉塞の症状緩和が不能な例もある**ことです．その際は，**ステロイドを併用すべき**でしょう．

また，消化管閉塞でイレウス管が挿入されている時に，イレウス管補正といってイレウス管から流出した分を輸液に加えるという処置を行っている施設がありますが，進行がんの患者さんの消化管閉塞においては，むしろ腸液を増やして消化管閉塞症状を増悪させてイレウス管の抜去を難しくしている可能性があります．**輸液は**（もちろん血液検査等で脱水や電解質バランスの増悪に留意しながら）**ある程度絞ったほうが良い（1500mL/ 日以下）**と考えます．先述の試験[1]でも輸液 10 ～ 20mL/kg/ 日という量が選択されていました．**私は1000mL/ 日以下で加療する**ことも多いです．輸液が多すぎると，いくらオクトレオチドを使用しても消化管閉塞の解除が難しくなる可能性がありますので十分注意してください．

また，オクトレオチドは血糖異常を起こすことがあるのでご注意ください．

▶消化管閉塞の治療薬

まず最初に

①デキサメタゾン 4 〜 8mg　朝 1 回点滴静注
で開始．疼痛があればオピオイドの持続注射なども併用開始すること．

②輸液を 1000 〜 1500mL/ 日以内にする．
それでも改善が難しければ

③オクトレオチド 300μg 持続皮下注射＜例：オクトレオチド原液（100μg/1mL）を時間 0.15mL で投与（＝ 3.6mL/ 日＝ 360μg/ 日）＞．※効果不十分ならば，〜 600μg/ 日まで増量してみる方法もある．海外では 600 〜 800μg/ 日投与も行われている[5]．

　　自験例では，上記でほぼ 100%の症状緩和を得ています．①〜③を全て組み合わせてイレウス管が必要になった症例は，私はほとんどありません．**画像所見上は消化管閉塞の解除が認められなくても，臨床症状が緩和され，ある程度の食事が可能になることもあります．**

　　ただ注意すべきこととして，消化管閉塞が改善され食事を再開する際にはオクトレオチドの投与は一定の足かせになります．消化管分泌と腸蠕動の双方を抑制するため，食物を運ぶという点では不利になるためです．そもそも高価なので漫然と続けることは良くありません．それゆえ消化管閉塞が改善された例で，食事を本格的に開始したいという場合には，（腸管浮腫軽減から消化管の開存に寄与すると考えられるステロイドと併用して）消化管を動かすメトクロプラミドに切り替えることもあります．ただメトクロプラミドは，完全閉塞症例の場合は避ける必要があります．また蠕動痛が増えてしまうような場合は継続不能です．

　　基本的には消化管開存を維持するためにステロイドは継続します（化学療法が奏効するなど病変が良くなる因子がない限り）．

　　それでも消化管閉塞症状が再燃するようならばオクトレオチドを再投与し，オクトレオチド及びステロイドを継続したまま，食事を摂取してもらい，腹部膨満感が強くなったら食事量をセーブしてもらうなどの方

JCOPY 498-11711

法で対応します．あるいは患者さんの食事摂取の希望が強ければ，一定以上の食事摂取で嘔気・嘔吐となる可能性について説明したうえで摂取してもらうという方法も行っています．

ただ繰り返しですが，「蠕動痛（しばしば疝痛）」「腹部膨満感」「嘔気・嘔吐」「排便・排ガス停止」などの閉塞症状は，オクトレオチド＋ベタメタゾン＋輸液の調整（一般に減量）で下部消化管閉塞の症状はほぼ緩和できます．ぜひ施行してみてください．

さて，論より証拠で，最後に消化管閉塞の治療例と画像所見を示します．

70代男性の某がんの患者さんです．主訴は激しい間欠的腹痛です．排便と排ガスはあり．

X日に若手当直医によって腹部CTを撮影されているのですが，巨大な後腹膜水腫（あるいは血腫）に目を奪われてしまったのか，以前と変化なしとの判断で経過観察を指示されています．実は後腹膜水腫の所見は変わっていないのですが，その左側（画像では右側）の所見は**以前と全く異なっていました**（図26）．

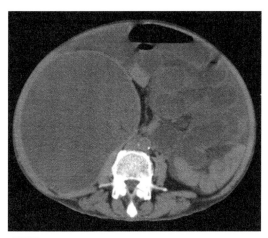

図26 X日．痛みの原因はどこですか？

完全排便停止は消化管閉塞診断の絶対要因にはならず，実際「腸閉塞は"機械的な閉塞のあるなしに関わらず"腸管拡張に伴う腹部膨隆，腹

痛，嘔吐を主症状とする病態をも含む病態全体に用いられる」という定義もあります．

　腸管蠕動痛と思われる激しい間欠的腹痛があり，X 日の腹部 CT 所見の後腹膜水腫ではない部分をよく見れば小腸の拡張は明らかです．何らかの狭窄・閉塞機転があり，口側腸管の拡張・液体貯留を伴うのが腸閉塞なので，本例も間違いなくそれに合致します．

　せっかく腹部 CT をオーダーしてくれたのに残念，という感じです．

　症状はあまり変わらず，X ＋ 2 日にも腹部 CT が撮影されていますが，やはり所見はほとんど変わりませんね（図 27）．

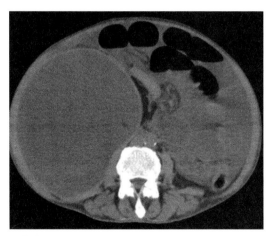

図27 X＋2 日.

　良かったことに診察依頼が筆者にありました．
「痛みはどうですか？」
「キューっとした痛みが腹部全体に起きます．左側のほうが痛いですね」
「ずっと痛みますか？」
「いえ，キューっといいだすと本当にひどいけれども，そうではない時は全然ですね．でもとにかく痛くなるとつらくてつらくて……」
「大変でしたね……．お通じはありますか？」
「止まりました．ガスもあまり出ていませんね」

さて，もう皆さん，わかりますよね？

自信をもってオーダーください．

オクトレオチド＋ベタメタゾンですね．

さて，両薬開始後2日，つまりX＋4日の腹部CT所見です（図28）．

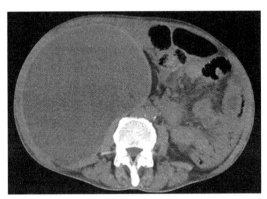

図28 X＋4日．画像右に注目です．

見違えましたでしょう？　腸管の拡張が著明に改善されています．

短時間で効果を得られるのはいつものこと（オクトレオチド開始後多くは最初の4時間以内に症状緩和が得られるという指摘 [4)] もあります）ですが，この事例でも症状はX＋3日（治療開始後翌日）には劇的に改善しています．もちろん胃管などの挿入は不要でした．

これが**オクトレオチド＋ベタメタゾン**の効果です．

ご本人も大変喜ばれました．当科介入翌日（X＋3日）からうそのように症状は消えた，と仰っていました．

X＋6日に排便を認めたため食事を再開しています．

X＋10日にはオクトレオチドを中止し，メトクロプラミドに切り替えています．ベタメタゾンも漸減し，最終的には0.5mg/日で維持しました．その後再発はありません．

X＋48日に後腹膜水腫をフォローアップする目的で撮影された腹部CTです（図29）．

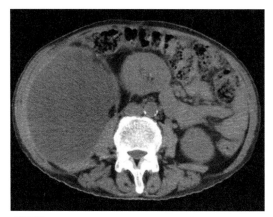

図29 X＋48日．X日・X＋2日と比較してみてください．

　後腹膜水腫の吸収が認められ（おかげで腎臓も下方に降りてきてい）ます．消化管閉塞の所見は認めないことがわかると思います．

　このように，消化管閉塞は適切な薬物治療にて数日で緩和し得ます．ぜひともご施行ください．胃管・イレウス管を入れずに，高度進行がんに伴う下部消化管閉塞も十分緩和できます．

　余談ですが，オクトレオチドは腹水などにも奏効する可能性がある（有意差はないが腹水穿刺までの期間の中央値が対照群の2倍になった）[6]など，今後様々な病態に利用されてくる可能性があります．

オクトレオチドとコスト

サンドスタチン皮下注用	100μg	1A	2456円
GE オクトレオチド皮下注	100μg	1A	1105円

と，緩和薬の中でも高価です．
　本邦での添付文書量は300μg/日です．それだと
　サンドスタチン®は7368円/日，
　後発品のオクトレオチドは3315円/日
です．30日分・3割負担で前者は66312円/月，後者は29835円/月となり

ます.

　高価なのは他国でも変わらず，それがゆえに，オクトレオチドなしでの消化管
閉塞加療はどうかという臨床疑問が立てられているという状況です.
　良い薬剤ですが，高価なことは意識し，漫然とした長期投与は厳に慎み，必要
期間に限って使用すべきではありましょう.

▶ 説明

- 腸液を減らして腸管の動きを抑えて腸閉塞を改善する薬です
- 持続使用が必要となります
- 食事再開時はマイナスになる可能性がありますので，別の薬剤に切り
  替えます
- 他の薬と配合変化をするので，薬を変える必要が生じる場合があります

■参考文献

■参考文献

1) Currow DC, et al. Double-blind, placebo-controlled, randomized trial of octreotide in malignant bowel obstruction. J Pain Symptom Manage. 2015; 49(5): 814-21.

2) Feuer DJ, et al. Corticosteroids for the resolution of malignant bowel obstruction in advanced gynaecological and gastrointestinal cancer. Cochrane Database Syst Rev. 2000; (2): CD001219.

3) Mercadante S, et al. Comparison of octreotide and hyoscine butylbromide in controlling gastrointestinal symptoms due to malignant inoperable bowel obstruction. Support Care Cancer. 2000; 8(3): 188-91.

4) Palliative Care: Assessment and Management of Nausea and Vomiting- UpToDate. <https://www.uptodate.com/> [accessed 19 June 2017].

5) Mystakidou K, et al. Comparison of octreotide administration vs conservative treatment in the management of inoperable bowel obstruction in patients with far advanced cancer: a randomized, double-blind, controlled clinical trial. Anticancer Res. 2002; 22(2B): 1187-92.

6) Jatoi A, et al. A pilot study of long-acting octreotide for symptomatic malignant ascites. Oncology. 2012; 82(6): 315-20.

12 腸蠕動痛の治療薬

◆ ブチルスコポラミン

ここが間違い！

➡ ブチルスコポラミンと言えば，腸蠕動痛に筋注.

緩和スペクトル

痛	(癌	神	骨	蠕	筋)	全	食	便
不眠	呼	嘔	妄	胸	腹	腸	浮	静

あだ名	腸蠕動痛と言えば " ブスコパン® "
ここが○	消化管閉塞にも使用可能.（同用途にては）激安
ここが△	抗コリン作用
一口アドバイス	持続投与可能です.
適応時期	全時期で
注射	皮下投与可能

薬 価			
ブスコパン注		20mg	59円
ブチルスコポラミンの後発品の注射薬	20mg	57円

ブチルスコポラミンは腸蠕動痛に奏効します.

抗ムスカリン作用を有し，消化管，胆管，尿管等の平滑筋の緊張を低下させるため鎮痙作用を持つことはよく知られていますが，分泌抑制作用も有しています.

ゆえに分泌抑制作用を期待して消化管閉塞にも使用できますし，また終末期の気道分泌過多にも使用できます（ただし終末期の気道分泌過多にも，輸液の減量が重要です）．ブチルスコポラミンは，同じく終末期の気道分泌過多に使用するスコポラミンよりも，鎮静作用・せん妄が少なく，使いやすいです.

また一般診療では筋肉注射で使用されることが多いですが，静注もできますし，特にがんの緩和医療では**「持続静注」「持続皮下注射」でしばしば投与されます．その際の用量は 40 〜 120mg/ 日**となっています.

消化管閉塞では唯一の鎮痛薬のように思われがちですが，実は非オピオイド鎮痛薬やオピオイド鎮痛薬も消化管閉塞に伴う疼痛を緩和することが可能であり（ただそれのみで著効は難しいでしょう），組み合わせて治療することが重要です．もちろん「消化管閉塞を改善する治療を最優先すべき」ではあります．**消化管閉塞が改善されれば腸蠕動痛も改善されるからです.** がんの高度進行期や終末期においても，手術やイレウス管によらずに消化管閉塞が解除できるのは述べてきた通りです.

ブチルスコポラミンでも消化管閉塞の症状緩和は可能ですが，いくつかの無作為化比較試験の結果によると効果はオクトレオチドに劣るようです．またブチルスコポラミン（ブスコパン®）60mg/ 日とオクトレオチド 300μg/ 日とを比較した際に，嘔吐回数と悪心の程度はオクトレオチドのほうが速やかに改善するものの，疝痛や口渇などに対しては差がなかったという研究[1]もあります．しかしコストの面でははるかにアドバンテージがあります．ケース・バイ・ケースで判断されるでしょう.

ブスコパンとコスト

　後発品ともわずかに 2 円差で，そもそも消化管閉塞の場合の投与量 60mg/ 日では 177 円 / 日です.

　同じく消化管閉塞に使用するサンドスタチンが 7368 円 / 日，後発品のオクトレオチドでも 3315 円 / 日かかることを考えると，絶大なコストにおける優位性があります.

　症状を取るか，コストを取るか，それは価値観に委ねられるところでしょう.

　しかしステロイド＋ブスコパンでそれほど症状緩和の点で（ステロイド＋オクトレオチドと）大きく変わらないのならば，答えは明白ではあるとは思われます.

　オクトレオチドは単に消化液の分泌抑制ばかりではなく，血管内皮細胞増殖因子（VEGF）を抑制するなど多様な効果が知られていますから，今後はプラスアルファを目指す事例にオクトレオチドはより優先的に考えられることになっていくでしょうか.

▶ブチルスコポラミンの処方例

①腸蠕動痛の際に

　　ブスコパン® 20mg をゆっくり静注

②消化管閉塞の際に

　　ブスコパン® 60mg/ 日で持続静注もしくは持続皮下注射

③終末期の気道分泌過多に

　　ブスコパン® 20 〜 60mg/ 日で持続静注もしくは持続皮下注射

▶説明

- 腸管の激しい動きを抑え，また消化液を減らしうる治療です
- 抗コリン作用という薬効があり，口渇や排尿困難などが出る場合があります

腸蠕動痛の治療薬

■参考文献

1) Mercadante S, et al. Comparison of octreotide and hyoscine butylbromide in controlling gastrointestinal symptoms due to malignant inoperable bowel obstruction. Support Care Cancer. 2000; 8(3): 188-91.

13 嘔気・嘔吐の治療薬

嘔気・嘔吐の発生には，以下の 4 経路があります．

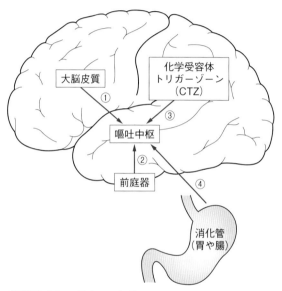

図30 嘔気・嘔吐の 4 経路

①大脳皮質より……頭蓋内圧亢進，情動（不安等，予測性嘔吐）
②前庭器より……オピオイド由来の一部．特徴は体動時に悪化したり，
　めまいを伴ったりする．
③CTZ（化学受容体トリガーゾーン）より……オピオイド由来のメイン，
　抗がん剤，代謝性（腎不全，肝不全，高カルシウム血症など）．特徴は
　持続的で，食事や体動とあまり関係ない．
④末梢より……消化管閉塞，胃粘膜障害，消化管運動の低下（胃内容物
　貯留など）．食後に多い．便秘の存在などもある．

の4経路あります.

その4つのパターンにより選択される制吐薬は異なります.

①の場合は原因によって治療は様々です. 例えば脳転移による頭蓋内圧亢進ならば,ステロイドの投与や放射線治療などが考慮されます. 予測性嘔吐ならば抗不安薬が奏効し得ます.

脳転移などの頭蓋内圧亢進からの嘔気は,朝方にかけて脳圧が上がることを背景に,同時間帯の症状増悪を一つの特徴とします.

また最近,一般的な制吐治療の普及から,難治性の嘔気として紹介される事例の中の,予測性嘔気の割合が増えています.

予測性嘔気の特徴は,「特定のシチュエーション」で容易に誘発される,ということがあります.

例えばちょっとしたにおいや,食事を見るだけで嘔気が誘発されるなどが,それです. 特定の薬を服用すると「直ちに」出る嘔気なども可能性があります.

条件反射的な訴えが認められるのが,予測性嘔気・嘔吐の特徴です. ただし,もちろんのこと,他の原因はしっかり除外する必要があります.

②の場合は抗ヒスタミン薬を使用します. ヒドロキシジンが代表的薬剤です. 前庭器由来の嘔気にはヒスタミン受容体やムスカリン受容体が関与するのが薬剤選択の理由です. オピオイドでもこのタイプの嘔気をきたすことがあります. 体動時に増悪し,めまいなどを伴うのが特徴です.

③の場合は,ドパミン受容体拮抗薬を使用します. オランザピンなどが使用されます. CTZ 由来の嘔気にはドパミン(D2)受容体やセロトニン(5HT3)受容体,ニューロキニン受容体が関与するのが薬剤選択の理由です. オピオイド由来の嘔気のメインパターンがこれです. 食事のタイミングと関係なく,持続的なのが1つの特徴です. ドパミン受容体拮抗作用がある薬剤の予防的な投与で,臨床的にはオピオイド由来の嘔気はほぼ抑制されます. したがって,オピオイド+ドパミン受容体拮抗薬投与中のケース,あるいはオピオイドを2週以上嘔気がなく加療してきたケースで,嘔気が突然出現したような場合は,オピオイド「以外」の原因を十分鑑別する必要があります.

④の場合は,末梢性制吐薬(消化管運動亢進薬)を使用します. メト

クロプラミド（少し中枢性の作用もあります）やドンペリドンが代表です．この場合の嘔気・嘔吐は食後に多いのが特徴です．末梢由来の嘔気にはセロトニン（5HT3）受容体も関与しています．

　また①～④以外のものとして，うつ病の患者さんで嘔気を主徴とするケースの経験が，私には数例あります．
　一般的に，末梢性ではない嘔気に対しては，オランザピンが強力な制吐作用を有していますから，オランザピンの投与で改善を認めることが多いですが，それでもシチュエーション依存的な，条件反射的な嘔気・嘔吐が出ている事例は予測性嘔気を考えてロラゼパムなどを投与します．それでも「薬を飲むと必ず嘔気が出る」「薬のせいで嘔気が出る」などと訴えて薬物加療を退け続けるような事例の中に，実は身体症状の訴えを中心としたうつ病であり，抗うつ薬の投与で劇的に改善した例がありました．その場合はSSRIもSNRIもセロトニン作用から，5HT3刺激を介して嘔気を誘発する可能性があるため，そもそも「嘔気」が副作用にある薬剤を投与しようとすること自体が患者さんから激しい反発を招くため，治療の選択肢はミルタザピン一択であると思われます．ミルタザピンは5HT3遮断作用から，むしろ制吐的に働くためです．私の前述の改善例も，すべてミルタザピンで加療しました．

　さて，処方例をお出ししましょう．

▶嘔気・嘔吐の治療薬

①-1　頭蓋内圧亢進による際に

デキサメタゾンあるいはベタメタゾン 8mg　1日2回点滴あるいは内服　朝・夕
＜デキサメタゾンの点滴ならば 6.6mg を1日2回点滴＞
〔1週毎に漸減（16 → 8 → 4 → 3 → 2mg）．点滴の場合は適宜内服投与に切り替え可〕
朝方に頭蓋内圧が上がるため，例外的に朝・「夕」投与です．他の苦痛症状にデキサメタゾンやベタメタゾンを使用する場合は朝・「昼」

JCOPY 498-11711

か朝1回投与です.

〈注※ただし,脳転移などの原因に対して放射線治療などを行う場合は,脳圧亢進自体が緩和されるので,ステロイドは漫然と続けず,放射線治療終了後にステロイドは漸減して中止すること〉

①-2　不安に由来すると推測される際,予測性嘔吐が考えられる際に

　　　　a）ロラゼパム　　　0.5mg　1錠内服　頓用
　　　　　（内服不能なら舌下でも可）
　　　もしくは
　　　　b）ブロマゼパム坐剤3mg　1個　　　挿肛
　　　　　（a,bが奏効するようならば,抗不安薬の定時投与を
　　　　　開始）

②前庭器由来と推測される際に

a）アタラックスP®25mg　1日2カプセル・1回1カプセル
　　朝・夕
もしくは
b）アタラックスP®注射液25mg＋生食50mL　点滴・頓用
　　（1日4回まで）
他,トラベルミン®3錠/日　分3,ドラマミン®3錠/日　分3,
ポララミン®の点滴などでも可です.抗ヒスタミン製剤を選択します.

③CTZ由来と推測される際に

a）糖尿病,耐糖能異常がなければ
　　オランザピンOD 2.5mg　1錠　分1　就寝前
もしくは
b）糖尿病,耐糖能異常があれば
　　ペロスピロン　　　4mg　　　　分1　就寝前
か,嘔気で錠剤服用は無理だが液剤ならば飲めるということ
ならば
　　リスペリドン液　0.5mg　　　　分1　就寝前

もしくは

c）内服不能ならば

　ハロペリドール注 2.5mg ＋生食 50mL を 30 分で点滴
　（上記用量では頻度は多くないが，錐体外路症状やアカシジア
　に注意）

④末梢性と推測される際に

a）口腔崩壊錠の場合＜嘔気がある患者さんは「飲めない」ことが
　あるのを前提で対処＞
　ナウゼリン OD®錠 10mg　1 日 3 錠　分 3　毎食前

b）坐剤の場合
　ナウゼリン®坐剤　60mg　1 日 2 回　1 回 1 個　挿肛

c）点滴の場合
　ⅰ）プリンペラン®注 10mg　1A　点滴静注　頓用
　ⅱ）プリンペラン®注 10mg　6A（60mg）を持続静注または
　　　持続皮下注射（ただし蠕動痛や錐体外路症状の出現に注意.
　　　30mg/ 日× 2 週間のメトクロプラミド投与で 10％に急性
　　　アカシジア発症というデータもあり [1] 過小評価されている
　　　可能性があります）

⑤他の薬剤では緩和不能な際は

a）糖尿病がなければ
　オランザピン OD 2.5mg　1 錠　分 1　就寝前
あるいは

b）デキサメタゾンあるいはベタメタゾン注 4mg　朝 1 回
　点滴静注（様子をみて漸減. 内服切り替え可）
また長期化する嘔気は「予測性嘔吐」の可能性が考えられるので，
①-2 を試行してみるのも一案だと思います.

そういうわけで，嘔気・嘔吐に関しては，以下となります.

JCOPY 498-11711

　また嘔気・嘔吐は複合原因で成り立っている場合もあるため，アセスメントや説明には慎重さが必要です．特にオピオイド投与→機械的に「それが原因」と決めつけて説明，は避けるべきです．

　さらに余命が短い週単位以下，あるいは日単位となると，炎症性サイトカイン血症などからか非常に難治性の悪心に苦しまれる患者さんがいます．この予後が極めて不良な場合の悪心も，あらゆる制吐薬に抵抗することがあり，その場合は a）ハロペリドール注，それでも無効ならば b）ミダゾラム 10mg＋生食 100mL を 1 時間で点滴，で対応してゆく必要があるでしょう．

制吐薬とコスト

　嘔気・嘔吐は，エピソードから原因を推測し，それに合致する薬剤を選択することで，症状を改善させることは多くの事例で可能です．

　したがって，嘔気の成立経路が異なれば，適切な薬剤も自ずと異なる（決まってくる）ので，奏効メカニズムが違う薬剤間のコスト比較はあまり意味がありません．

　プリンペラン注は後発品との薬価差がわずか 1 円内ですので，後発品のコストのアドバンテージは乏しいです．

　ドンペリドンは錠剤（後発品．10mg）だと 5.9 円と安価ですが，口腔崩壊錠は嘔気時に錠剤よりもアドバンテージとなります．その観点だと，OD 錠 10mg の 13.2 円は許容されると考えます．

　坐剤は相対的に高価であり，ドンペリドン坐剤 10mg は 29.2 円，ナウゼリン坐剤 60mg（60mg に後発品はない）に至っては 116.6 円になります．しかし中には口腔崩壊錠でも嘔気が出るという方もいますから，そのような場合は高価でも仕方ないでしょう．

ヒドロキシジン錠 25mg（後発品）は 5.7 円ですが，有名な（先発の）アタラックス P 錠 25mg は 8 円です．

　他，抗ヒスタミン薬は

※トラベルミン配合錠		5.9 円
※ドラマミン錠	50mg	11 円
※ポララミン錠	2mg	5.7 円
※ポララミン注	5mg	59 円
※アタラックス P 注	25mg	57 円

とどれも似たり寄ったりの価格です．

　抗ヒスタミン薬のどれかがコスト的な優位性があるということはなさそうです．

▶説明

- 吐き気は原因が異なりますので，それに合った薬剤が適切です
- 医療用麻薬を使っている人の吐き気がすべて医療用麻薬が原因ではありません．特にしばらく吐き気がなかった人が急に吐き気が出た場合は他の原因を考える必要があります
- （予測性嘔気の場合）吐き気の閾値が低下して悪循環を形成しています．抗不安薬のロラゼパムが奏効しうるので使ってみましょう

■参考文献

1) Currow DC, et al. Pharmacovigilance in Hospice/Palliative Care: Rapid report of net clinical effect of metoclopramide. J Palliative Med. 2012; 15(10): 1071-5.

JCOPY 498-11711

14 便秘の治療薬

ここが間違い！

☛ 便秘を甘くみている.

便秘は決して甘くみてはいけません.

腹部膨満感や食欲不振の原因になるのは言うに及ばず，腹痛の原因になったり，嘔気・嘔吐の原因になったり，せん妄を増悪させることもあります. 緩和ケアを受けているがんの患者さんの便秘の頻度は 32 〜 87％とされています. 実にありふれた症状です.

臨床現場では，よく「下痢」と称される便秘が蔓延していることは既にお伝えしました（→ p.85 〜 88）. 奇異性下痢と呼ばれる「便秘」です. 特にオピオイドを投与している症例は，便秘は**必発**です. そんな患者さんが「下痢」を訴えても，必ず排便量などを確認し，画像検索を行うのが良いことはお伝えしました. **もちろんトラマドールなど医療用麻薬指定品でなくてもオピオイドを使用すれば便秘になります.**

もう一度確認します.

ここが間違い！

☛ 軟便，下痢と患者さんが言えば便秘ではないと思っている.

患者さんやご家族が「便が出ている」と仰っていても，がんの進行期，特にオピオイドの投与中は宿便がどんどん蓄積していることも多く，たまに腹部 X 線で確認し，下剤の調整（多くは増量）を要します. しばし

ばあるのが，石灰化した大量の硬便や，直腸内に充満した硬便の脇を軟便がちょろちょろと出ているだけなのを「下痢」と表現され，下剤の中止を患者さんやご家族，医療者が求めるケースです．この際に下痢と即断して下剤を中止すると，さらに病態が悪化します．

オピオイド投与中の患者さんに「軟便」や「下痢」と言われたら，その量を確認し，腹部X線や最近撮影している腹部CTで高度の「便秘」ではないことをしっかり除外診断してください．本当に便秘ではないことを確認後に下剤を中止すべきです．これだけ強調するのは，この偽「下痢」である「便秘」が本当に多いからです．しばしば見逃されています．

オピオイド服用前から軟便や下痢がある場合は，患者さんは下剤の服用を希望されないことも多く，その場合は様子を見ざるを得ないことも多いですが，そのうち便秘となってくる可能性が高いことは伝えておいたほうがよいでしょう．それくらいオピオイドの便秘作用は強いです．**オピオイドを投与しているほとんどの症例は，下剤の投与が必要です．**

便秘の定義は「3日以上排便がない状態 または 毎日排便があっても残便感がある状態」とされています．

便秘の治療を行う際は，「便が硬いかどうか」を聴きます．便が硬い場合は，それを柔らかくする「浸透圧性下剤」（緩下剤）の適応です．まずはその投与で経過をみて，それでも便秘が続くようならば「大腸刺激性下剤」を併用します．オピオイド投与例では両方が必要となることが多いです．

大腸刺激性下剤も量が増えれば軟便になることから，最近は単剤での使用も考えられることが指摘されています (Cherny N, et al. editors. Oxford Textbook of Palliative Medecine, 5th ed. Oxford University Press; 2015)．

もちろん薬物療法以外にも「水分や繊維性の食物の摂取を促す」「リラックスできる環境をつくる」「運動療法や腹部マッサージ」「入浴，温罨法，熱気浴，指圧」などを十分行うことが重要です．

浸透圧性下剤の酸化マグネシウムには，その名の通りマグネシウムが含まれます．

マグネシウムは腎機能障害がある患者さんで，排泄が低下するため蓄積し，高マグネシウム血症をもたらします．

JCOPY 498-11711

また高齢者でも高マグネシウム血症は起こしやすいことが指摘されています.

症状は非特異的な嘔気・嘔吐や倦怠感，筋力低下などであり，高マグネシウム血症が著しいと徐脈性不整脈から血圧低下や死亡するリスクまであります.

血液検査でマグネシウムを測定すれば診断はつきますが，禁忌でこそないものの，特に慢性的な腎機能障害がある患者さんへの投与は避けるべきです．またニューキノロン系や，テトラサイクリン系など抗生剤の吸収を低下させることにも注意が必要です．PPIなどの胃酸分泌を低下させる薬剤との併用で効果減弱可能性があることも留意しておくのが良いでしょう.

そこで，慢性の腎機能障害がある患者や高齢者へは，ラクツロースなどで代用するのが良いでしょう.

▶下剤の処方例

①マグミット® (酸化マグネシウム)

990mg　分3　毎食後

(ただし便秘予防効果発現には 1000mg/ 日以上必要との指摘※もあり)

慢性の腎機能障害がある患者さんへは

ラクツロース 30 〜 60mL/ 日　分3

②それでも便秘が持続するようならば

ピコスルファート内用液　5滴　分1　就寝前

・ピコスルファート内用液を5滴（就眠前）で開始

・便が出なかった場合→5滴増量する

・便が出た場合　かつ　通常便の場合→前夜と同じ量で継続

・便が出た場合　かつ　便がかなり軟らかくなった場合→5滴減量

・便が出た場合　かつ　明らかな下痢便となった場合→中止し，下痢便が止まったら元々投与していた量より5滴減量して再開

　注意! 1日便の回数が多かったからといって中止しない．便の性状が重要.

※ Ishihara M, et al. A multi-institutional study analyzing effect of prophylactic medication for prevention of opioid-induced gastrointestinal dysfunction. Clin J Pain. 2012; 28(5): 373-81.

ピコスルファート液（ラキソベロン®内用液）は5滴程度ずつ増やしますが，やはり便秘が解消すると患者さんが服用を嫌がることが多いです．しかし，そこで完全に中止すると間違いなくまた便秘となるので，便が出ていても少量は「毎日」継続したほうが良いでしょう．その投与法が上記のものです．ピコスルファート内用液はその他の錠剤の大腸刺激性下剤と比べて，調節性に富む点が長所と言えましょう．

なお摘便，新レシカルボン®坐剤，グリセリン浣腸なども適宜行ってゆきます．ただ硬結便が顕著になると，オリーブ油停留浣腸などを行って便を溶解するしかありません．くれぐれもそうならないように，**訴えがなくても便秘は潜んでいる，特にオピオイド投与時はそうである，と認識して下剤の治療を行うのが良いでしょう．**

2017年から日本では初めての末梢性μ受容体拮抗薬のナルデメジンが使用可能となっています．

これは末梢でオピオイドの作用に拮抗し，便秘の改善を図れる薬剤です．

他にも，腸液分泌を促進して便秘を改善するルビプロストンも使用されています．

新薬の問題点は値段が高いことです．

値段を超える効果が期待されるならば，投与が検討されるでしょう．

また最近新規便秘薬が増えたのでそれぞれの特性を下記にまとめます．
①**ルビプロストン（アミティーザ）**：下痢（30%）と悪心（23%）が多い．腹痛は少なめ（6%）．初回投与開始24時間以内の自発排便は58.1%．空腹時使用だと吐き気が出やすいので注意．
②**リナクロチド（リンゼス）**：下痢（11.6%）．悪心は1%未満．腹痛は1～5%未満．腹痛の緩和効果は優れている．初回投与開始24時間以内の自発排便は0.5mgで65.8%．食後内服だと下痢になり

JCOPY 498-11711

やすいので食前

③**エロビキシバット（グーフィス）**：腹痛（19.0％），下痢（15.7％），下腹部痛と腹部膨満が 5％以上．腹痛が初期に出やすいと言われている．悪心は 1 ～ 5％未満．初回投与開始 24 時間以内の自発排便は 85.5％．食前使用

④**ナルデメジン（スインプロイク）**：オピオイドを使っていないケースには適していない．下痢が 5％以上，腹痛や悪心は 1 ～ 5％未満．食前・食後ともに使用可能

以上の特性より下記が一つの推奨として考えられるでしょう．

- **医療用麻薬使用中**：まずスインプロイク
- **吐き気を出したくない**：アミティーザ以外
- **腹痛を出したくない**：グーフィス以外（リンゼスが最適か）
- **効果重視**：グーフィス

便秘薬とコスト

- 緩下剤のマグミット 330mg　1 錠 5.7 円　1 日量で 17.1 円
- 緩下剤のラクツロースシロップは 147 ～ 294 円 / 日（最安値のもので）
- 大腸刺激性下剤のピコスルファート液（最安値の GE で）88 円 /10mL　10mL で 150 滴．1 日 10 滴とすると，1 日量で 88 ÷ 15 ＝ 5.86 円
- 新レシカルボン坐剤　　　1 個　　51.4 円
- グリセリン浣腸　　　　60mL　　107.7 円
- アミティーザ　　　　　24μg　　120.4 円　1 日量で 240.8 円
- スインプロイク　　　　0.2mg　277.1 円　1 日量で 277.1 円
- リンゼス　　　　　　　0.25mg　 87.5 円　1 日量で 175 円
- グーフィス　　　　　　5mg　　104.8 円　1 日量で 205.6 円

マグミット 990mg/ 日だと 30 日分・3 割負担で，154 円．
　それに比べればラクツロースははるかに高いですが，高マグネシウム血症を避けたい場合は検討されるでしょう．
　ピコスルファート内用液単剤が最も安いマネジメント法の一つです．

ただ軟便化作用は単剤だとやや弱いかもしれません.

　新規便秘薬はおしなべてマグミットやピコスルファートなどよりずっと高いです.

　この値段をどう考えるかは各々の価値観にも委ねられるでしょう.

▶説明

- 下痢のように見えて便秘の場合もあるので，便の性状や量，回数をよく教えてください
- 液体で調節する下剤（ピコスルファート液）は排便があっても中止しないでください．調節法の紙をお渡しするのでそれで微調整してください

JCOPY 498-11711

15 高カルシウム血症の治療薬

ここが間違い！

← 毎回大量輸液，毎回ビスフォスフォネートで対応.

　高カルシウム血症は進行がんの患者さんにおいて頻度は 10 ～ 20％と
いわれています．副甲状腺ホルモン関連蛋白（PTHrP）を介しても起こ
り得るので，別に**骨転移等がなくても高カルシウム血症は出現します**．

　補正 Ca 値＝実測 Ca 値（mg/dL）＋〔4 － Alb（g/dL）〕で，8.5 ～
10.5 が正常値です．**見かけ上のデータは正常値でも，実際の値は（進行
がんの患者さんはアルブミンが低下していることが多いので）上回って
いることが多いのでご注意ください**．

　高カルシウム血症の初期症状としては，便秘，嘔気・嘔吐，腹痛，食
欲不振，多尿などの非特異的な症状で，高カルシウム血症が進行すると
傾眠，錯乱や情動障害，幻覚などの精神症状が出現，次第に意識の混濁，
昏睡となり不整脈から死に至ることもある危険な病態です．

　はっきり言って，「しばしば見逃されています」．本当にご注意くださ
い．

　私もこれまで，終末期の傾眠と紹介されて，実は高カルシウム血症だ
ったという症例を何例見たかわかりません．

　たくさん隠れていると思います．傾眠や精神症状（含せん妄）がある
進行がん患者さんでは必ず除外診断しなければいけない病態です．それ
は加療によってリカバーする可能性が高いからでもあります．

　進行がん患者さんの場合は，他の治療法が進歩したこともあって，大
量補液はほとんどの場合不要です．

治療は先に挙げた（→ p.116）ビスフォスフォネートを使用します.

▶高カルシウム血症の治療

①ゾレドロン酸 4mg ＋生食 100mL を 15 分以上かけて点滴静注
（少なくとも 1 週間以上あけて）

　ゾメタ®は骨転移に使用する際と投与間隔が違うことにご注意ください.　ただ**毎週投与すると今度は低カルシウム血症に転じやすい**でしょうから，データ等を観察しながら適切な間隔を設定します.**顎骨壊死には気をつけてください.**　また，腎機能低下時は添付文書に従い，減量する必要があります.

②緊急にカルシウム値を下げる必要がある際は
　エルカトニン（エルシトニン®）40 単位を 1 日 2 回・1 回 2 時間かけて点滴静注

　ビスフォスフォネートは効果発現まで数日かかるため，緊急でカルシウムを下げたい場合には効果が緩徐すぎます.　高カルシウム血症が著しく，その症状がかなり顕在化している場合はビスフォスフォネートに，エルカトニンを併用する必要があります.　ただしエルカトニンは速効性があるもののエスケープ現象を起こし効果は長期に保たれません.　あくまで数日併用するという処置であり，ビスフォスフォネートは必要です.

　デノスマブは強力なカルシウム低下作用がありますが，本邦では高カルシウム血症に対しては保険が通っていません.　米国ではビスフォスフォネート抵抗性の例に適応を有しています.　実際，ゾメタ無効の例にランマークを使用して高カルシウム血症が改善する例が存在するので一考の余地はあるでしょう.

高カルシウム血症治療薬のコスト

ゾメタ	4mg	24066 円
GE ゾレドロン酸	4mg（各社）	8811 ～ 9368 円
エルシトニン	40 単位	546 円
GE エルカトニン注	40 単位	237 円

　特に代替薬があるわけではないので，治療方針決定においてコストはあまり問題にならないと考えますが，いずれにせよ後発品は安いです．

▶説明

- カルシウムの値は血液検査のデータでは正常に見えても実は高い場合があります．○○さんの場合もカルシウムが高いので治療を行いましょう
- （症状がある場合は）高カルシウム血症と関連がある可能性があります
- 歯科処置と顎骨壊死の関連が示唆されているので，ゾレドロン酸（あるいはデノスマブ）を使用中は歯科処置を行う前にまずご相談ください

15

高カルシウム血症の治療薬

16　浮腫・腹水の治療薬

　一番の治療は不要な輸液を減らすことです.

　輸液が多ければ，いくら利尿薬を使用しても浮腫や腹水は改善しません．それどころか，進行がんで浮腫・腹水が出る患者さんは低アルブミン血症であることが大半ですから，血管内に水分を蓄える力が弱いため，結局利尿薬の投与で血管内脱水だけ増悪させていることもあります.

　一度入れた水分は，かくして，サードスペースにばかり移行し，血流量が"やせ細った"血管は利尿薬でさらに枯れてゆくということになりかねません．点滴はすぐにできますが，入れた水分の「回収が困難」であることを鑑みると，水分の強制補充には細心の注意を払わねばならないでしょう.

　かと言って終末期の患者さんには水分制限までする必要はないです．QOL を考えた時に，それはふさわしくない処置であると思います［もちろん SIADH（抗利尿ホルモン不適合分泌症候群）がある場合などを除く．担がん患者の 1 ～ 2% に SIADH は存在するとされ，決して珍しくはない］．一方でやはり，ダイレクトに水分をどんどん供給して（高度進行がんの患者さんに必発の低アルブミン血症下では）サードスペースの貯留を増やしてしまう輸液の量にはもっと慎重になるべきだと思います．よく比較的健常な入院者と同じように「インアウトバランス」をみて輸液をしている例がありますが，だいたいそうすると浮腫や腹水は増悪する一方です．尿量などよりも，「症状」つまり浮腫の増悪がないか，腹水の増悪がないか，胸水の増悪がないか，それを指標に輸液量は継続的に微調整してゆくのが良いと考えられます.

　それを確認した上で（おそらく浮腫・腹水・胸水の対応は現状それが一番大切です），浮腫・腹水の治療薬である利尿薬の説明にまいります.

ここが間違い！

← 毎回フロセミド（ラシックス®）で対応．あるいはフロセミド（ラシックス®）＋輸液．

　浮腫や腹水があって，かつ少量でも経口摂取が保たれている際は，まず輸液の中止から加療すべきでしょう．

　p.14 で述べましたように，終末期がん患者の無作為化比較試験で，1000mL/ 日と 100mL/ 日の輸液には全体的状態や全体的利益に有意差はないとされています[序章1]し，また水分摂取が 50mL 以下の患者に輸液 1000mL/ 日を行った群と行わなかった群とでは生命予後に有意な差はなかったとの報告があります[序章2]．

　オンラインでも利用できる日本緩和医療学会の「終末期癌患者に対する輸液治療のガイドライン」においても，予後が月単位で経口摂取が可能な症例は一般に「輸液を行わない」ことが推奨されています．

　輸液＋フロセミドでは，血管内脱水だけ増悪させる可能性もあり，まず輸液を中止し，それでも浮腫や腹水が多ければ利尿薬の開始をするという治療方針が良いでしょう．

　腹水に関しての利尿薬使用においては近年考え方が以前と変わってきています．

　腹膜播種やがん性腹膜炎からの腹水には，利尿薬の効果があまり期待できないことが指摘されています[1]．

　また利尿薬と言えばフロセミドという思考からの脱却です．

　フロセミド単剤では 200mg でも腹水の減少が認められないことも示されています[2]．

　肝硬変や，広汎な肝転移からの門脈圧亢進症などのケースで，血清アルブミン－腹水アルブミン値（SAAG; serum ascites albumin gradient）が 1.1g/dL 以上ならば，第一選択薬はスピロノラクトンです．SAAG が 1.1g/dL 未満の場合は，腹膜播種などを原因とする腹水が考えられ，利尿薬の効果が薄くなるため，他の方法を考えねばなりません．

肝硬変や門脈圧亢進症などの場合には，高レニンの病態が存在することからスピロノラクトンがフロセミド投与よりも望ましいです．

　後者の場合の（利尿薬の効果が薄いと考えられるケースの）具体策は，ステロイド投与と腹水穿刺が考えられます．

　トリアムシノロンアセトニドの腹腔内注入の効果が示唆されています[3]が，投与例では血中のコルチゾール値が下がっており，実は全身への吸収も起きていたと考えられます．腹膜の炎症軽減が腹水症状の緩和に寄与している可能性があると考えられます．

　腹水穿刺は1回5Lまでは許容されるとされています[4]．

　腹水中のアルブミンを血管内に戻す腹水濃縮再静注（CART; concentrated ascites reinfusion therapy）のエビデンス的に強固な裏付けは潤沢ではありませんが，もちろん施行できる施設では考慮されます．

　なお，スピロノラクトンとフロセミドを併用する場合は，両剤の量をフロセミド：スピロノラクトン＝40：100とするのが電解質異常を避けるために有効とされており[5]，併用する際は両剤の比をフロセミド：スピロノラクトン＝2：5となるようにするのが良いでしょう．また薬物動態上，スピロノラクトンも1日1回投与が良いようです．そしてまた，電解質異常予防などの観点で，以前は両薬の併用投与が一般的に行われていましたが，単剤でも併用と同様の安全性が指摘されており[6]，最近ではスピロノラクトン単剤が第一選択と考えて良いでしょう．

　またがんの患者さんにはSIADH（抗利尿ホルモン不適合分泌症候群）が珍しくないことが知られており，その頻度は担がん患者全体の1〜2％に認められるとも言われます[7]．ADH産生腫瘍の原因腫瘍は肺がんが圧倒的に多く（8割），そのうちの9割が「小細胞肺がん」です．他にも膵がん，胃がん，大腸がん，胸腺腫などの報告があり担がん患者に対して投与される薬剤，例えばビンクリスチンやシクロホスファミドなどの抗がん剤や，他にも抗精神病薬や抗うつ薬など多様な薬剤を原因としてSIADHが起こることもあります．

　表7が厚生労働省調査研究班の診断基準です．

JCOPY 498-11711

表7 SIADH の診断基準（厚生労働省間脳下垂体機能障害に関する調査研究班）

Ⅰ．主症候
1. 脱水の所見を認めない．
2. 倦怠感，食欲低下，意識障害などの低ナトリウム血症の症状を呈することがある．

Ⅱ．検査所見
1. 低ナトリウム血症：血清ナトリウム濃度（s-Na）＜135mEq/L
2. 血漿AVP値：血清ナトリウム濃度＜135mEq/Lで，血漿AVP濃度が測定感度以上
3. 低浸透圧血症：血漿浸透圧（s-Osmo）＜280mOsm/kg
4. 高張尿：尿浸透圧（u-Osmo）＞300mOsm/kg
5. ナトリウム利尿の持続：尿中ナトリウム濃度（u-Na）≧20mEq/L
6. 腎機能正常：血清クレアチニン≦1.2mg/dL
7. 副腎皮質機能正常：血清コルチゾール（早朝空腹時）≧6μg/dL

Ⅲ．参考所見
1. 原疾患の診断が確定していることが，診断上の参考となる．
2. 血漿レニン活性≦5ng/mL/時であることが多い．
3. 血清尿酸値≦5mg/dLであることが多い．
4. 水分摂取を制限すると脱水が進行することなく低ナトリウム血症が改善する．

[診断基準]
　確実例：Ⅰの1およびⅡの1~7を満たすもの．

　治療にはデメクロサイクリンやモザバプタンなどが用いられます．
　疑わないと見逃されがちな病態ですから，気をつけてください．

▶浮腫・腹水の治療

①まず第一に

　輸液を減量．経口摂取可能ならば輸液は0．経口摂取が全くできなければ，まず1000mL/日以下で加療．

②それでも浮腫・腹水が多ければ

　スピロノラクトン50mg　朝
　〔適宜効果，データ（脱水の有無や電解質の状況）を見ながら増減〕
※腹水の場合は，SAAGが1.1g/dL以上の場合が良い適応．

③浮腫の一部や，腹水で腹部緊満感が強い場合に，あるいは胸水に

　　ベタメタゾン 4mg　朝 1 回

※ステロイド使用後も腹部のはり感が強い場合は，症状の閾値低下
　の緩和や腹壁などの筋肉の緊張弛緩を意図して，ロラゼパム経口
　あるいは舌下，ブロマゼパム坐剤などの頓用使用を行うこともあ
　る．

　ステロイドは，例えばリンパ節転移からリンパ流の還流悪化を招いてリン
パ浮腫となっているような場合に，転移リンパ節周囲浮腫の軽減等からリン
パ還流を改善させるなどの機序で奏効する場合があります．腹水に関しては
がん性腹膜炎の炎症軽減を通して，腹水の直接の減少がなくても，緊満感が
改善したり，自覚症状が楽になったりすることもあります．胸水はまだエビ
デンスとしては出ていませんが，自験例では増加が停止したり減少する例も
あり，施行する価値はあると考えます．

④リンパ浮腫の場合は

　　薬物療法が無効なことも多いので
　　スキンケア，圧迫療法やリンパドレナージなど複合理学療法で加
　療する．

　リンパ浮腫は，薬物療法が無効なことが多いです．例えば骨盤内腫瘍など
は下肢のリンパ浮腫を惹起する典型的疾患です．乳がんの腋窩リンパ節転移
も上肢のリンパ浮腫の原因となります．これらには複合理学療法が必要です．
専門家が少ないのが難点ですが，探せば周囲に専門家や詳しい医療者がいる
ことも少なくはありません．頻度が比較的あるにも関わらず，各所で満足に
対応できていないリンパ浮腫の症状改善は，これからの課題と言えますでしょ
う．

⑤SAAG が 1.1g/dL 未満の腹水，腹膜播種やがん性腹膜炎からの腹水に

　　患者の苦痛が強いときに，腹水穿刺を施行．

JCOPY　498-11711

可能な施設は腹水濃縮再静注施行．しかし絶対的な優位性はないので，腹水穿刺でも良いとは考えられます．

　むやみに腹水穿刺の（腹水濃縮再静注でも）回数を増やすと低アルブミン血症を助長するので，苦痛を見ながら，最小限度にするところに難しさがあります．

利尿系薬剤とコスト

フロセミド	20mg	6.1 円
ラシックス錠	20mg	9.8 円
アルダクトン A	25mg	18.9 円
スピロノラクトン	25mg	5.7 円
レダマイシン	150mg	18.3 円
フィズリン錠	30mg	9139.1 円

　フロセミドもスピロノラクトンも昔からありますから激安です．
　SIADH に関しては，適応外のレダマイシンは安価ですが，適応のフィズリンは激高です．

▶説明

- 腹水には利尿薬が効きやすいものとそうではないものがあります．
  ○○さんの腹水に対しては利尿薬は〜
- リンパ浮腫は皮膚が進展されてバリア機能が低下するため保湿などのスキンケアを行い保護してあげることが重要です

■参考文献

1) Pockros PJ, et al. Mobilization of malignant ascites with diuretics is dependent on ascitic fluid characteristics. Gastroenterology. 1992; 103(4): 1302-6.
2) Fogel MR, et al. Diuresis in the ascitic patient: a randomized controlled trial of three regimens. J Clin Gastroenterol. 1981; 3 Suppl 1: 73-80.
3) Mackey JR, et al. A phase II trial of triamcinolone hexacetanide for symptomatic recurrent malignant ascites. J Pain Symptom Manage. 2000; 19(3): 193-9.
4) Stephenson J, et al. The development of clinical guidelines on paracentesis for ascites related to malignancy. Palliat Med. 2002; 16(3): 213-8.
5) Fogel MR, et al. Diuresis in the ascitic patient: a randomized controlled trial of three regimens. J Clin Gastroenterol. 1981; 3 Suppl 1: 73-80.
6) Santos J, et al. Spironolactone alone or in combination with furosemide in the treatment of moderate ascites in nonazotemic cirrhosis. A randomized comparative study of efficacy and safety. J Hepatol. 2003; 39(2): 187-92.
7) 日経メディカル, '6. SIADH', 日経メディカル. ＜http://medical.nikkeibp.co.jp/leaf/all/canceruptodate/utd/201310/533663.html＞ [accessed 22 June 2017].

JCOPY 498-11711

17 めまいの治療薬

　薬物（オピオイド）や頭位変換，あるいは頭蓋底への転移などで前庭器が刺激されて起こるめまいもしばしばある症状です．

　ただめまいもふらつきや眠気と混同して表現されることもあるので，どのようなめまいなのかを聴くことが重要でしょう．

　よく尋ねてふらつきや眠気であるとわかった場合は，原因検索が重要であり，特に最近開始・増量になった薬剤がある場合は関連を考慮しなければなりません．

　回転性のものではなく，「ふらふらする」「ねむい」の表現が「めまい」である場合もしばしばありますから，「目が回ったり，回転したりする感じはありますか？」「立った時にふらっとする感じですか？」「眠気はありますか？」などを詳しく聴くことが重要です．

　終末期になると，体力の低下から，ふらふらしたりするなどの症状は頻繁に出現し，またこれは有効な対処法がないことが多いです．ゆっくり動いてもらう，生活のメリハリを付けるなどの「エネルギー温存療法」の対応が中心となります．

　そのようなものではなくて，回転性のめまいがあるという際は，もちろん頭蓋内病変の除外診断は必要ですが，それで中枢性が否定されれば，末梢性と捉えて薬物療法の適応もあろうかと思います．

▶めまいの治療薬

①アタラックスP®25mg　1日2カプセル　1回1カプセル　朝・夕
もしくは
②アタラックスP®注射液25mg＋生食50mL　点滴・頓用
　＜1日4回まで＞

他，トラベルミン®3 錠／日　分 3，ドラマミン®3 錠／日　分 3，ポララミン®の点滴などでも可です．抗ヒスタミン製剤を選択します．

嘔気・嘔吐の際の前庭器由来の場合と治療法は同様です．

ただここでもう 1 点気を付ける必要があります．

ヒドロキシジン塩酸塩（アタラックス P®）は経口投与の場合，作用時間は 6 ～ 24 時間とされ，肝機能障害や腎機能障害のある患者では半減期が延長すると報告されています．

進行がんの患者さんへの現場での処方を見ていると，「呼吸抑制」を心配するためか，ベンゾジアゼピン系薬のかわりに不眠時アタラックス P®注射液という指示が出されているのが散見されるものです．

しかしアタラックス P®もせん妄の原因になりえますし，進行がんの中等度以上の不眠には無効なことも多く，また中途半端に半減期が長いことからボーッとした状態は残存する（しかし眠れない）というような効果であることもしばしばです．

夜間の不眠はきちんと前述のような睡眠系薬剤を中心に対応するようにしたほうが良いでしょう．

確かに経口摂取が難しい場合の睡眠薬のチョイスが限られるので，そのような時にアタラックス®P は使用の心理的障壁が低いのかもしれませんが，やはりミダゾラムなどの効果を期待できる薬剤を使用するのが良いでしょう．ただしベンゾジアゼピン系薬だけだとせん妄のリスクもあるので，そこには注意が必要です．ハロペリドール注を先行投与し，その後にミダゾラムを使用するなどの方法が行われています．

めまいの薬剤とコスト

嘔気の項目を参照頂ければと存じます．
抗ヒスタミン薬はどの値段も大きく変わりはありません．
点滴よりは内服は当然ずっと安いです．

▶説明

- めまいにはいろいろな成り立ちがあります．○○さんの場合はもっとも考えられるメカニズムは〜です
- めまいの薬では眠気が問題になることがあります．もしそれが強ければ連絡をください

17

めまいの治療薬

18 口腔カンジダ症の治療薬

　ステロイド投与中や，免疫力が非常に低下した際にまず「口腔カンジダ症」，場合によっては「食道カンジダ症」が惹起されることがあります．

　症状は口腔の疼痛，異和感，味覚変化，嚥下時痛などです．

　診断は，まずは舌を出してもらうところから始めます．白色付着物が多く認められるようならば，口腔カンジダ症です．食道カンジダ症は上部消化管内視鏡検査を行って，食道内に点々と白色付着物が認められることで診断ができます．

　この治療に用いるのが，アムホテリシンBうがい液です．経口薬や点滴薬が必要になることは稀です．直接アムホテリシンBが接触して効果を示してくれるからです．

　さて，途中ですが……

ここが間違い！

☛ うがい液は飲まない．

　口腔カンジダ症に食道カンジダ症が合併していることもしばしば認められます．ゆえに，うがいして「出す」のではなく，うがいをして「飲む」のが大切です．そうすれば食道を通過する際に，食道に存在するカンジダを倒してくれます．またアムホテリシンBは飲んでも吸収はされないので，安心です．吸収されずにそのまま糞便中に排出されます．

　他にイトリゾール®内用液やフロリードゲル®を使用しても良いでしょう．HIV感染症由来の場合は局所療法よりフルコナゾール内服の治療成績が良い（国立国際医療研究センター；ACC診断と治療ハンドブック）とされていますが，がんの場合は局所療法もよく奏効します．

▶口腔カンジダ・食道カンジダの治療薬

ファンギゾン®うがい液（ファンギゾン®シロップ 5mL ＋水 500 mL）を作成し，1 日 3 〜 4 回うがいする．うがい後内服する．
あるいはイトリゾール®内用液，フロリードゲル®を使用

なおアムホテリシン B シロップはうがいでは保険が通らないので，内用指示で出す必要があります．診療所で処方する場合は精製水 500mL は患者さんに購入してもらって混ぜてもらうのが良いでしょう．なお遮光保存になります．病名は「消化管におけるカンジダ異常増殖」で添付文書には「小児に対し」とありますが成人でも査定されることはないようです．

以上で，数日で改善されることが多いようです．

口腔カンジダ治療薬とコスト

ファンギゾンシロップ	100mg/mL	54.6 円
ハリゾンシロップ	100mg/mL	54.6 円
イトリゾール内用液 1%	1mL	70.4 円
フロリードゲル	20mg/1g	98.2 円

イトリゾールは 1 日 20mL ですから，高価です．フロリードゲルは 1 日 10 〜 20mg です．コスト的には，アムホテリシン B うがい液が安価ではありましょう．

▶説明

- ○○さんを診察させて頂いたところ，口腔内に白色付着物もあり，口腔カンジダ症が考えられます
- アムホテリシン B うがい液を処方しますが，うがい後内用してください

19 抗菌薬と皮下点滴

ここが間違い！

🡆 抗菌薬投与のために静脈ルート確保が必要.

　終末期に近くなると易感染性が目立ってきます.

　ゆえに誤嚥性肺炎や尿路感染症等がしばしば惹起されます. 治療には抗菌薬が必要です.

　緩和ケアを受けている患者の 39％に感染症が診断されたという報告[1] があります.

　また抗菌薬の加療にて, 咳や排尿障害が改善されるという示唆もあります[2]. 症状緩和のために, 抗菌薬が有効な場合はあります.

　一方で尿路感染症は患者の 79％で効果が得られたものの, 気道感染症においては43％と半数以下の効果しか得られないという報告があります[3].

　一例一例しっかり考える必要はありそうです.

　抗菌薬を使用する際に, 静脈ルートが確保できない, という問題がよく起こります. 例えば終末期の患者においては, 末梢血管の確保が難しくなります. もちろん抗菌薬に限らないのですが, 投与経路が確保できずに困るのです. 終末期になって全身状態の悪化から嚥下機能も低下して, 経口摂取が難しくなるとさらに点滴に依拠するところが多くなりますから, なおさらです.

　ただ, そんな時にも方法があります.

　皆さんもお気づきかもしれませんが, 本書では「皮下投与」が可能な薬剤にはそれを全て付してきました.

　そう, 皮下から投与するという方法があるのです.

はっきり言って，在宅に限らず，病院でも皮下投与法は非常に有用なもので，もっと積極使用されて良いと思います.

■皮下点滴をご存じですか？　その歴史

皮下点滴（Hypodermoclysis）の歴史は古いです．1913年に最初の報告があり[4,5]，一世紀以上行われています.

ただご存知のように，最近はあまり行われておりませんでした．それは，1950年代に合併症の報告が相次いだためであるとされています[6]．高浸透圧の輸液を行ったり，あるいは高スピードの輸液を行ったことが諸問題を引き起こしたからです[4,6].

1980年代になり，その利点が見直されました．現在は高齢者の軽度から中等度の脱水や，終末期医療の現場で良い適応と考えられており[6,7]，在宅医療や施設医療との親和性が高いです.

皮下点滴の利点と欠点をまとめたものが，表8です.

表8 皮下輸液の利点・欠点

●利点

- 低コスト
- 静脈点滴より快適
- 肺水腫や輸液過剰の危険が低い（静脈点滴と比べて）
- 穿刺容易，刺し替え容易
- ホームケアに好適
- 血栓性静脈炎を起こさない
- 敗血症や感染症の原因になりにくい
- 開始・中止が容易　ルートの凝血閉塞の心配がない

●欠点

- 1分1mLまでの投与限界（1mL×60分×24時間，すなわち1カ所につき約1500mL/日までなので，2カ所で3000mL/日まで）
- 電解質，栄養，薬剤の投与の制限がある
- 点滴部の浮腫は常に起こる（ただし徐々に吸収される）

(Sasson M, et al. Am Fam Physician. 2001; 64: 1575-8[7] より著者一部改変)

救急の治療が必要な場合を除いて，多くのシチュエーションをカバーできます.

医師ならば誰でもできるほど，穿刺が容易な点は大きな利点です．もちろん看護師にも容易でしょう．

　手技は，皮下に針を穿刺し，留置するだけです．

1. 穿刺部位を消毒する
2. 21 〜 23 ゲージのテフロン針を用意する
3. 消毒した部位の皮下に針を刺入する
4. 点滴する

……というただそれだけです．

　施行部位は前胸部や腹部，上背部などです．
　歩ける人ならば腹部，前胸部，肋間，鎖骨下などの皮膚を用います．
　歩けない人ならば，大腿部，腕の外側などを用いても良いです．

　翼状針でも，テフロン針でも良いですが，日持ちが良い（テフロン針 11.9 ± 1.7 日 vs 翼状針 5.3 ± 0.5 日）[7]テフロン針が良いでしょう．そのほうが，動いた時に針が皮下組織を損傷する危険性も低いと考えられます．テフロン針ならば，おおよそ数日[8]あるいは 1 週間毎に交換するので良いでしょう．

　あとは通常通り組み立てた輸液セットから，自然滴下を行いますが，先述したように，1mL/ 分までの投与とします．20 〜 75mL/ 時[6]や 100mL/ 時[8]，20 〜 125mL/ 時[9]など様々な推奨がありますが，基本は 1mL/ 分までと考えておくと良いでしょう．

　静脈点滴と異なり，点滴終了時にもルートが閉塞しないようにする配慮は必要ありません．血管内に入っていないため，凝血の心配もありません．そのため在宅診療の場では，患者さんやご家族に針を抜去してもらうことも可能です．夜間のみ点滴して日中を管の拘束感から解放する方法もありますし[10]，日中にのみ点滴をして夜間の拘束感を減らすこともできるでしょう．患者さんと相談して，合ったやり方を選択することが肝要です．

　局所の浮腫は必ず起こりますが，時間とともに吸収されます．滴下時の疼痛はないことがほとんどです．経験的には，若年者のほうが点滴時の疼痛を訴えることが多い印象があります．

JCOPY 498-11711

突然自己抜去されたとしても，血液が漏れてしまったり，血腫を形成するリスクもありません．血管内に入っていないので，感染のリスクも少ないです．蜂窩織炎のリスクも低いとされています[7]．

とりわけ，全身衰弱者，高齢者，がんの終末期の低アルブミン血症下，あるいは血管内脱水下には，静脈ルート確保がしばしば困難かつ点滴漏れが頻発し，刺し直しの負担が患者に生じ，またそれに付随する医療者のストレスも増大します．その問題を解決できることも大きいです．

皮下に点滴された輸液は次第に血管内に吸収され，普通に静脈点滴を行った場合と同様に，水分・電解質・栄養が吸収され，効果は変わりありません[9]．認知機能障害がある高齢者におけるランダム化比較試験でも，血液検査にて尿素窒素やクレアチニンのレベルが2群間で不変だったことが報告されています[11]．なお同研究では，点滴に関連した興奮が認められた患者も皮下点滴群に有意に少なかったです[11]．

施行する輸液の選択は，基本的に等浸透圧，等pHの輸液剤を選択します[8]．生理食塩水，1号液，3号液，各種リンゲル液，5%ブドウ糖液などが使用されます．大切なことは，浸透圧比1以下の輸液を選択する[6, 7]ことであり，投与前には輸液剤の情報を再確認するべきでしょう．乳酸あるいは酢酸加リンゲル液は，血液中のHCO_3^-を皮下に移行させてアシドーシスの原因となる[8]ために使用しないほうが望ましいとされています．また以前は，5%ブドウ糖液も血圧低下の合併症が起きうるため避けたほうが良いと言われていましたが，必ずしも他の輸液剤と大きな頻度差はないようです．

水分に関しては2カ所で最大3000mL/日まで投与可能なので，不足と感じる状況は多くないと考えられます．電解質の精密な補正は難しいですが，皮下点滴した輸液は電解質も含めて血中に移行しますので，使用できる輸液剤の範囲において，電解質補正を試みることも可能です．

施行できる輸液が等浸透圧であるため，含まれるカロリーは多くなく，積極的な栄養療法が必要な際には不適です．

しかし，がん終末期の場合は栄養摂取の量如何により予後の延長は必

ずしも期待できず，栄養管理の変更が必要となります [12).

　がん終末期の患者の多くは不可逆的悪液質に至ります．悪液質の状態においては，代謝障害が起こっており（単なる栄養の摂取不足だけではなく），投与された栄養が利用されないところに問題があるため，輸液による栄養治療に効果を示さなくなります．したがって，輸液の栄養量の如何で予後は大きく変わらず，むしろ栄養が代謝上の負荷となり逆効果を示す可能性もある [12) ため，少ない栄養量で診療することが許容されるのも不可逆的悪液質の時期であると考えられます．終末期の悪液質状態は飢餓状態とは異なっているとされており，栄養や水分の補給で状態が改善されるものではないのです．

　さらに特別養護老人ホームでの観察的研究でも，経口摂取不能で胃ろうを造設されている高齢者も，一定の栄養量を確保されているにもかかわらず，死を前にすると BMI（body mass index）が低下し，すなわち体重減少が起き [13)，栄養を利用できない状態が惹起されていると考えられます．

　以上により，終末期に至り不可逆的な悪液質となっている患者へは，皮下点滴の栄養投与量が少ないことは大きな問題にならないと言えるでしょう．

　症状緩和に必要な薬剤は大変多くの種類の薬剤が皮下から使用可能です．使用できるとされている薬剤のリストを挙げます．

表9 皮下から投与可能な薬剤一覧（ABC 順．本邦で使用可能なもの）

アンピシリン	ファモチジン	ミダゾラム
アトロピン	フェノバルビタール※	モルヒネ注 ★※
ベタメタゾン	フェンタニル注 ★※	オクトレオチド※
ブチルスコポラミン※	フロセミド	オンダンセトロン
セフェピム	グラニセトロン	オキシコドン注 ★※
セフォタキシム	ハロペリドール	プロメタジン
セフタジジム	ヒドロキシジン	ラニチジン
セフトリアキソン	レボメプロマジン	臭化水素酸スコポラミン※
デキサメタゾン	リドカイン※	トブラマイシン
ジフェンヒドラミン	メトクロプラミド	

★はオピオイド．
※は通例「持続」皮下注射で使用するもの．印なしは単回使用や頓用で（あるいは持続でも）使用するもの．　　　（文献4, 14, 15から筆者作成・一部改変）

皮下点滴，ぜひやってみてください．やらないのは宝の持ちぐされです．

　静脈ルートの確保に何べんも何べんも穿刺されていた患者さんに提案して，どれほど感謝されたか（そして医療者にも感謝されたか！）枚挙にいとまがありません．終末期に痛い思いをする必要は可能な限り減らしたいものです．皮下点滴でそれが可能になります．

　静脈への点滴が抜去の心配などがあることを考えると，またその心配のあまりに身体拘束などされていることなども見ると，明らかに皮下点滴で行うべきです．皮下点滴の場合はルートを抜かれても，当然血管からの血液漏出はなく，安心です．再刺入も，血管を探す必要もなく，任意の場所に刺入するだけで終了です．

　一分一秒を争う薬物投与の際には静脈投与が良いですが，終末期にはそのような局面はほとんどなく，苦痛が甚大な際のミダゾラムの皮下点滴使用でもしっかり数分で奏効してきますから，静脈投与に比べて著しく効きが遅いということもありません．

　予後が短いと推測される症例には皮下点滴をより活用頂くと良いと思います．必要な水分，苦痛緩和に必要な薬剤，はてはこれから述べる抗菌薬，全て皮下から投与することができるからです．予後が非常に短い患者さんへのポート留置は必須ではありませんし，苦痛緩和・予後への影響については皮下点滴でも遜色ないと考えます．そして最も大きな利点として，それ自体が感染を引き起こすことが少ないことです．

　抗菌薬も皮下点滴が可能です．
　下記の系統の抗菌薬は皮下投与が可能とされています．

・ペニシリン系
・セフェム系
・アミノグリコシド系

　文献に名が挙げられているものは下記です．

アンピシリン
セフェピム
セフォタキシム

セフタジジム
セフトリアキソン
トブラマイシン

　ペニシリン系やセフェム系を投与する際は，500mL の輸液に溶かし
て，８時間くらいの長時間で投与すると痛みが少ないと言われています．
逆に溶かす輸液の量が少ないと痛みを訴える場合もあります．ペニシリ
ン・セフェムは時間依存性の抗菌薬ですから，その点でも時間をかけて
投与するほうが理にかなっているでしょう．

　ただセフェピムで，1g を 30 分以上かけて皮下点滴すれば，生物学的
利用率は筋肉注射の場合と差がなく，痛みなどもなかったとされてお
り [16)]，８時間ほどの長い時間でなくても十分ではあると考えられます．

　抗菌薬の選択においては，基本的には「半減期が長い」ものを使用す
るのが良いでしょう．

　例えば下記のような処方例があります．

▶在宅での抗菌薬使用例

セフトリアキソンナトリウム 1g を 1 日 1 回皮下点滴 (500mL の輸
液に溶かして，8 時間で)
(ただし 8 時間の点滴が苦痛な際はもちろん，あるいはそれだけの輸
液を入れたくない場合も，刺入部疼痛がないのを確認した上でより
少ない溶剤，少ない時間で行うこともあります)
※なお，セフトリアキソンは緑膿菌には無効なのでご注意ください (一方で
　セフェピムは，緑膿菌感染症も適応には入ります)．セフェムなので腸球菌
　にも効きません．一方で肺炎球菌にもグラム陰性桿菌にも奏効します．
　セフトリアキソン 1g の筋肉注射が，1 時間以内に膿性痰の著明な減少と
　口臭の改善をもたらすことも指摘されています [17)]．

　終末期においても感染の合併が苦痛症状の原因となる可能性があるた
め，目的が症状緩和である場合には，投与が十分検討されるものでしょう．

JCOPY 498-11711

抗菌薬とコスト

上述のように，皮下点滴のみでマネジメントしている場合の抗菌薬使用として，基本はセフトリアキソンとセフェピムがあれば事足りるでしょう．

セフトリアキソンは半減期が長いため，代わるものがありません．

それなのでコストで判断する，ということにはならないでしょう．

GE セフトリアキソン　　1g　　258 円（最安値のもので）

　（ロセフィン　　　　　1g は 515 円，バッグ製剤は 1039 円）

GE セフェピム　　　　　1g　　458 円（各社）

GE のセフトリアキソン 1g/ 日は，期間限定で用いる点，1 日 1 回投与であることなどを含めて考えるとそれほど高価ではないのではないかと考えられます．

▶説明

- ○○さんの症状緩和に使う薬剤は皮下点滴でも問題なく使用できるので行いましょう
- （具体的なメリットをあげて）皮下点滴にはこのような利点があります
- 一時的に膨らみますが次第に吸収されます．ふくらみの痛みもないことが多いですが，年齢がより若い場合は少し出るかもしれません．痛みが問題になるようならば仰ってください

■参考文献

1) Reinbolt RE, et al. Symptomatic treatment of infections in patients with advanced cancer receiving hospice care. J Pain Symptom Manage. 2005; 30(2): 175-82.

2) Mirhosseini M, et al. The role of antibiotics in the management of infection-related symptoms in advanced cancer patients. J Palliative Care. 2006; 22(2): 69-74.

3) Reinbolt RE, et al. Symptomatic treatment of infections in patients with

advanced cancer receiving hospice care. J Pain Symptom Manage. 2005; 30: 175-82.

4) Bruno VG. Hypodermoclysis: a literature review to assist in clinical practice. Einstein (Sao Paulo). 2015; 13: 122-8.

5) Rochon PA, et al. A systematic review of the evidence for hypodermoclysis to treat dehydration in older people. J Gerontol A Biol Sci Med Sci. 1997; 52: M169-76.

6) Gill S, et al. Hypodermoclysis in the treatment of dehydration. Am Fam Physician. 2001; 64: 1516, 1518-9.

7) Sasson M, et al. An alternative infusion technique. Am Fam Physician. 2001; 64: 1575-8.

8) 日本緩和医療学会, 編. 終末期がん患者の輸液療法に関するガイドライン (2013 年版). 金原出版; 2013.

9) Remington R, et al. Hypodermoclysis to treat dehydration: a review of the evidence. J Am Geriatr Soc. 2007; 55: 2051-5.

10) Farrand S, et al. Safe, simple subcutaneous fluid administration. Br J Hosp Med. 1996; 55: 690-2.

11) O'Keeffe ST, et al. Subcutaneous fluids in elderly hospital patients with cognitive impairment. Gerontology. 1996; 42: 36-9.

12) 東口髙志. がん悪液質の概念と最近の動向. In: 日本緩和医療学会, 編. 終末期がん患者の輸液療法に関するガイドライン (2013 年版). 金原出版; 2013. p.46-52.

13) 川上嘉明. 自然死を創る終末期ケア. 現代社; 2008.

14) Woodall HE. Alternatives to rehydration during hypodermoclysis. Am Fam Physician. 2002; 66: 28; author reply 28, 30.

15) 淀川キリスト教病院. 緩和ケアマニュアル. 最新医学社; 2007.

16) Walker P, et al. Subcutaneous administration of cefepime. J Pain Sympt Manage. 2005; 30(2): 170-4.

17) 武田文和, 他監訳. トワイクロス先生の緩和ケア処方薬. 第 2 版. 医学書院; 2017.

18) Bruera E, et al. Effects of parenteral hydration in terminally ill cancer patients: a preliminary study. J Clin Oncol. 2005; 23: 2366-71.

19) Cerchietti L, et al. Hypodermoclysis for control of dehydration in terminal-stage cancer. Int J Palliat Nurs. 2000; 6: 370-4.

JCOPY 498-11711

20 皮膚転移の悪臭に

　腫瘍の皮膚転移がある場合，その悪臭にご本人や介護者が苦しむ場合があります．この臭いに関してはメトロニダゾール軟膏が有用です．

　またメトロニダゾール外用薬も使用可能となっています．2015 年から「がん性皮膚潰瘍部位の殺菌・臭気の軽減」の適応を持つロゼックス®ゲルが使用できるようになりました．それを塗布すると良いでしょう．

　従前は院内製剤あるいは自作とせざるを得ませんでした．今は**ロゼックス®ゲル**を導入すれば良いですが，旧来の作り方も一応残しておきます．

　作り方は以下の通りです．

＜材料＞
◎フラジール®腟錠（250mg）を 4 錠
◎キシロカイン®ゼリー 30mL
◎白色ワセリン 100g

＜作り方と使用法＞
①ハルン（尿）カップにフラジール®腟錠を 4 錠入れ，そこに蒸留水を 10mL 程度入れ，舌圧子で溶かす．
②それにキシロカイン®ゼリー 30mL を 1 本加え，混ぜる．（a）
③白色ワセリン 100g を別のカップ内でかき混ぜる．（b）
④（a）と（b）を混ぜて完成．
⑤尿取りパッドを穴あきのポリ袋で包んだ手製パッドに舌圧子を使って軟膏をバターを塗るように塗り広げて患部に貼る．

　臭気に対してはメトロニダゾール外用をぜひ施行してみてください．

ここが間違い！

← 褥瘡に消毒を行う．

　終末期になり，悪液質をベースとした低栄養状態になると，残念ながら褥瘡を形成しやすくなります．

　在宅でも繁用していましたが，尿取りパッドを細かく切って，穴あきポリエチレン袋（台所用水切袋）に入れて褥瘡にそれを当てる……という湿潤療法が非常に有用です．

　消毒はもちろん行わず，生食 50mL ボトルに 18 ゲージの針を刺したもののボトルを押して液を出して傷を洗浄します．

　組織が乾燥している際はワセリンを塗布します．

　以上の処置を行うことで，褥瘡の治療が可能です．

　なお，ワセリンは皮膚の乾燥に対してもよく奏効します．これもぜひ施行してみてください．

メトロニダゾール軟膏のコスト

ロゼックスゲルは 1g 102.7 円です．

50g で 5135 円ですから高価ですね．ただ，海外でも安くないようです．

　他に代替薬があるわけではなく，フラジール膣錠を適応症に頭を抱えながら使用していた時よりは，大手を振って使えますから，よしとするしかないでしょう．

▶説明

- においにも奏効する軟膏があるので使用してみましょう
- 潰瘍病変などでは嫌気性菌が感染して，同菌から産生される脂肪酸やポリアミン類などの臭気物質がにおいの原因になります．そのため嫌気性菌を消失させる軟膏で，においを緩和できます

JCOPY 498-11711

おわりに

　さて，最後まで読み進めてくださった皆さん，ありがとうございました．

　「知っているよ」というところも，「知らなかった！」というところも，「《ここが間違い》をしてしまっていた！」というところもあったと思います．

　私が緩和医療の道に進むきっかけになったのは，その薬物療法で患者さんの苦痛が劇的に緩和されることを目の当たりにしたからでした．それは『最新緩和医療学』という本に書いてあったやり方を，実際に自分で行って，確認したからわかったことでした．

　この本は「臨床のために」書かれました．そのため，この本の内容を実際に皆さんに使って頂かなければ，意味がありません．どうか示してきた処方例などを参考に，ぜひとも緩和の薬剤を使ってみてください．**使ってなんぼの，現場で使える医療が「緩和医療」**です．使って頂いて，さらにこの本に記してあることの理解を深めて頂けると思っていますし，そうなるように書きました．またコストにも一定の意識を向けることも，これからはますます重要なことになると考えます．さらに説明例をご参考にして頂いて，よく薬に関しても患者さんやご家族とコミュニケーションを図って頂くと緩和治療も成功しやすくなるのではないかと考えます．

　先述したように，EIU（Economist Intelligence Unit）がOECD（経済協力開発機構）に加盟している 30 の国と他の 10 の国の医師や専門家を対象に調査した結果で，世界中に**毎年**緩和ケアを必要とする患者さんは **1 億人を超えている**そうです．しかし一方で，実際にそうしたサポートを受けることができているのは**そのうち 8％に満たない**というデータが示されています．また本邦でも，「がん拠点病院，ホスピス・緩和ケア病棟，在宅ケア施設における多施設遺族調査」にて「からだの苦痛が少なく過ごせたか？」という質問に対し，がん拠点病院では **50％**しか「そう思う」と答えていません．しかもこれは遺族調査ですから，もしかするとご本人はもっと……かもしれません．

　一部の数少ない緩和医療の専門家が緩和医療を行っても，すべての苦痛に苦しむ患者さんを救いきれないのは明白です．皆さんがこの本を踏み台にしてくださって，緩和の薬剤を使いこなしてくださることが，「苦痛がきちんと取り除かれて」，「患者さん（とご家族）の QOL が満たされる」ことにつながります．どう

かよろしくお願いいたします．緩和医療は終末期医療ではありません．QOL を改善する医療ですし，積極的に早期から行っていかねばなりません．その中には，早期から適切な苦痛緩和の薬剤を使用してゆくということも含まれています．また抗がん剤の副作用をまだ我慢している方も多く，そこもケアして頂ければ生活の質は上がるだろうと存じます．

「早期からの緩和ケア」という文言は，緩和ケアという言葉が現在も，旧来の理解に基づくターミナルケアの意味でも用いられるため，理解しにくい表現です．ただどんな病気でも，早期から苦痛が出ることはもちろんあることであって，それに対して早期から適切に対処する，症状に対応する，ということならば，きっとより理解しやすいでしょうし，そのために皆様が症状緩和をしてくださることこそ，早期からの症状緩和になります．

この間，2018 年に筆者は早期からの緩和ケアに特化した診療所を立ち上げました．そのため「一般病棟 3 年，ホスピス 3 年，在宅 2 年，緩和ケアチーム 8 年，診療所管理者 3 年」というバランスの取れた緩和経験をベースとして執筆できました．長い間，拙稿の完成を応援してくださった中外医学社の五月女謙一さんには深く感謝したいと存じます．また，原稿の隅々にまで細やかなご配慮をくださった編集部の沖田英治さんにも改めて御礼申し上げます．

さて，素敵な物語，楽しい映画にはオチがあるように，この小さな本にもオチがあります．

どうかお聴きください．

薬は足せば足すほど良くなる，というものでもありません．
「ある薬を中止して，良くなる」
という場合も，実は少なからずあるものです．

ゆえに，処方は必ず継続的に評価を行って，不必要な薬剤はどんどん削ってください．（他院でその量を指示されて）昔のデュロテップ®パッチをお腹に隙間なく貼ったら「最近全く言っていることがわからなくなってしまった」と嘆いていたご家族，痛い痛いとうわ言のように（せん妄状態で）叫んでいた患者さんの他院で大増量されていたモルヒネ持続静注，……どちらもオピオイドを減らすことで「笑顔」が戻ってきました．もちろん普通の方に戻ったのです．このような事

態もあるということを念頭において診療に当たることが重要です．これらの例はごくごく一部であり，多剤併用となっている処方，明らかに過量なのではないかという処方を整理することで，苦痛が改善される例は実際には少なくないはずです．

　素晴らしい緩和医療薬も，不適切な投与では一転，害にもなり得ます．ですから薬の限界を知って，不必要な薬剤は一切出さない，そのような思いで診療に当たって頂けたらと思うのです．緩和薬の使い方は，**引き算がより大切です**．

　一方で，だからと言って，患者さんが終末期となり有効な薬物治療がないように見えても，どうか「もう何もできることがない」と患者さんやご家族に言わないでください．症状緩和の薬物治療でも，これまで挙げてきたように，「できることはたくさんあります」し，また緩和医療の最も重要な点は薬物治療などの苦痛緩和を通して「QOL を向上させること」ですから，たとえ薬物治療ができなくなっても QOL を向上させるためにできることはまだたくさんあります．患者さんに触れて，診察をして，時には手を握り，体をさすり，優しく声をかけて頂きたいと思います．それこそ真の緩和医療であり，薬物療法を超えたものです．

　最後に，次の言葉で締めくくります．

ここが間違い！

　👈 薬をどんな時でも足せば良いと考えている．薬は限りない力を持っていると考えている．

これが正解！

　👈 薬の限界を知って使う（あるいは使わない）者こそ，苦しむ患者さんの真の救い手となれる．最後に支えるのは，支えたいという医療者の存在そのもの．

最後まで読んでくださってありがとうございました．

■参考文献

・恒藤　暁. 系統緩和医療学講座　身体症状のマネジメント. 最新医学社; 2013.
・森田達也, 白土明美. 緩和治療薬の考え方, 使い方. 中外医学社; 2014.
・日本緩和医療学会. がん疼痛の薬物療法に関するガイドライン 2014 年版. 金原出版; 2014.
・日本緩和医療学会. 専門家をめざす人のための緩和医療学. 南江堂; 2014.
・恒藤　暁. 最新緩和医療学. 最新医学社; 1999.
・淀川キリスト教病院, 編. 緩和ケアマニュアル第 5 版. 最新医学社; 2007.
・姫井昭男. 精神科の薬がわかる本. 第 2 版. 医学書院; 2011.
・姫井昭男. 向精神薬の使い方に差がつく本. 中外医学社; 2013.
・武田文和, 監訳. トワイクロス先生のがん患者の症状マネジメント. 医学書院; 2003.
・武田文和, 他監訳. トワイクロス先生の緩和ケア処方薬第 2 版. 医学書院; 2017.
・恒藤　暁, 岡本禎晃. 緩和ケアエッセンシャルドラッグ. 医学書院; 2008.
・日本緩和医療学会教育研修委員会, 厚生労働省科学研究費補助金がん臨床研究事業木澤班, 日本サイコオンコロジー学会. PEACE（「症状の評価とマネジメントを中心とした緩和ケアのための医師の継続教育プログラム」）スライド.
・日本緩和医療学会, 緩和医療ガイドライン作成委員会. 日本緩和医療学会の各種ガイドライン. 金原出版.
・大津秀一. 世界イチ簡単な緩和医療の本―がん患者を苦痛から救う 10 ステップ第 2 版. 総合医学社; 2015.

　ここに挙げた文献は一部で，インターネット上も含め多数の情報のお世話になりました．深く感謝する次第です．また数々の素晴らしい書籍をお作りくださっている緩和医療の先駆者・第一人者の先生方にもう一度深く感謝いたします．

索　引

索引

257

著者略歴

<ruby>大<rt>おお</rt></ruby><ruby>津<rt>つ</rt></ruby> <ruby>秀<rt>しゅう</rt></ruby> <ruby>一<rt>いち</rt></ruby>

茨城県出身．岐阜大学医学部卒業．緩和医療医．

日本緩和医療学会 緩和医療専門医，総合内科専門医，がん治療認定医，日本老年医学会専門医，日本消化器病学会専門医，2006年度笹川医学医療研究財団（現・笹川記念保健協力財団）ホスピス緩和ケアドクター養成コース修了．内科専門研修後，平成17年より3年間京都市左京区の日本バプテスト病院ホスピスに勤務したのち，平成20年より東京都世田谷区の入院設備のある往診クリニック（在宅療養支援診療所）に勤務し，入院・在宅（往診）双方でがん患者・非がん患者を問わない終末期医療・緩和医療を実践．2010年6月から東邦大学医療センター大森病院緩和ケアセンターに所属し，緩和ケアセンター長．2018年から緩和ケア外来に特化した早期緩和ケア大津秀一クリニックを開院し，同院長として治療と並行した専門的緩和ケアの提供を早期から行っている．

著書に『間違いだらけの緩和薬選び』（中外医学社），『世界イチ簡単な緩和医療の本』（総合医学社），『誰でもわかる医療用麻薬』（医学書院）などがある．

間違いだらけの緩和薬選び Ver.4
費用対緩和を考える　　　　　　　　　　Ⓒ

発　行	2013 年 6 月 25 日	1 版 1 刷
	2013 年 9 月 1 日	1 版 2 刷
	2014 年 4 月 5 日	1 版 3 刷
	2015 年 6 月 15 日	2 版 1 刷
	2018 年 1 月 25 日	3 版 1 刷
	2021 年 7 月 10 日	4 版 1 刷

著　者　　大 津 秀 一

発行者　　株式会社　中 外 医 学 社
　　　　　代表取締役　青 木　滋

〒 162-0805　東京都新宿区矢来町 62
電　話　　　(03) 3268-2701 (代)
振替口座　　00190-1-98814 番

印刷・製本/三和印刷（株）　　＜KS・HO＞
ISBN978-4-498-11711-2　　Printed in Japan

JCOPY　＜(社)出版者著作権管理機構 委託出版物＞

本書の無断複製は著作権法上での例外を除き禁じられています.
複製される場合は，そのつど事前に，(社)出版者著作権管理機構
（電話 03-5244-5088, FAX 03-5244-5089, e-mail: info@jcopy.
or. jp）の許諾を得てください.